运动员的睡眠管理

Sleep Management for Athletes

主编 刘勇　　副主编 赵国明 裴怡然 崔书强 于加倍

人民邮电出版社

北 京

图书在版编目（ＣＩＰ）数据

运动员的睡眠管理 / 刘勇主编. -- 北京 ： 人民邮
电出版社，2024.5
　　ISBN 978-7-115-64263-9

　　Ⅰ．①运… Ⅱ．①刘… Ⅲ．①运动员－睡眠－研究
Ⅳ．①R338.63

中国国家版本馆CIP数据核字(2024)第084006号

免 责 声 明

　　本书内容旨在为大众提供有用的信息。所有材料（包括文本、图形和图像）仅供参考，不能
用于对特定疾病或症状的医疗诊断、建议或治疗。所有读者在针对任何一般性或特定的健康问题
开始某项锻炼之前，均应向专业的医疗保健机构或医生进行咨询。作者和出版商都已尽可能确保
本书技术上的准确性以及合理性，且并不特别推崇任何治疗方法、方案、建议或本书中的其他信
息，并特别声明，不会承担由于使用本出版物中的材料而遭受的任何损伤所直接或间接产生的与
个人或团体相关的一切责任、损失或风险。

内 容 提 要

　　运动员睡眠问题的发生率很高。本书旨在提供睡眠监测与干预方面的指导，帮助运动员提高
睡眠质量和运动表现。本书介绍了睡眠对运动员表现的影响，阐述了良好的睡眠习惯对从疲劳中
恢复和提高运动表现的重要性。书中详细描述了运动员常见的睡眠问题，并深入探讨了这些问题
对运动员的身体和心理状态的影响。此外，本书提供了一系列睡眠监测方法，以帮助运动员了解
自己的睡眠状况。最后，书中针对不同的睡眠问题，提供了多种干预措施，如改善生活习惯、调
整训练计划和心理调适等。本书的读者对象包括运动员以及运动队的教练、康复师等。

◆　　主　　编　刘　勇

　　　副 主 编　赵国明　裴怡然　崔书强　于加倍

　　　责任编辑　王若璇

　　　责任印制　彭志环

◆　人民邮电出版社出版发行　　　北京市丰台区成寿寺路 11 号
　　邮编　100164　　电子邮件　315@ptpress.com.cn
　　网址　https://www.ptpress.com.cn
　　三河市中晟雅豪印务有限公司印刷

◆　开本：880×1230　1/32
　　印张：4　　　　　　　　　　　2024 年 5 月第 1 版
　　字数：99 千字　　　　　　　　2024 年 5 月河北第 1 次印刷

定价：59.80 元
读者服务热线：(010)81055296　印装质量热线：(010)81055316
反盗版热线：(010)81055315
广告经营许可证：京东市监广登字 20170147 号

目录

CHAPTER 01 第一章

睡眠与运动员睡眠问题概述

在漫长一天结束之后，睡眠是机体舒缓和恢复元气的良药。人的自然睡眠和觉醒以 24 小时为一个周期，睡眠时间主要由生物钟决定，但光线、温度等外部环境变化都是影响睡眠的重要因素。20 世纪 50 年代的人们认为，睡眠是生命周期中被动发生的休息过程，直到 70 年代，人们才了解大脑在睡眠时非常活跃，并主导睡眠过程。睡眠在方方面面影响着人们的日常生活和身心健康，而人们才刚刚开始了解睡眠。

睡眠是人们每天最重要的人体机能活动，却也是最容易被忽略的部分。人们总是认为膳食和运动是保持健康长寿的两大基石，实际上睡眠也是一大基石，三者缺一不可。随着合理摄入营养、科学训练的相关理念不断普及，运动员科学饮食和训练的意识增强，解决睡眠问题的重要性也日益凸显。

第一节　什么是睡眠

一、睡眠的发生

睡眠是机体从觉醒状态向无意识状态逐渐过渡的动态过程，其间机体自主行为消失，对外界环境刺激反应减弱。虽然人体进入睡眠状态所需要的时间长短不一，但机体可以从睡眠状态迅速转换为觉醒状态，这也是睡眠的一个重要特征。神经递质等化学信号物质通过作用于大脑中不同神经细胞或神经元来控制机体睡眠和觉醒。脑干中神经元连接大脑和脊髓，产生的神经递质如血清素、去甲肾上腺素等可以使我们清醒时大脑某些区域保持活跃。当人体睡着时，大脑底部其他神经元发出信号，关闭保持清醒的神经传递通路。研究表明，清醒时腺苷在我们的血液中不断积累，最后导致昏昏欲睡，这种化学物质在我们睡觉时逐渐分解，为觉醒做准备。睡眠在不同年龄段人群中呈现出不同的生理特点，从婴幼儿期、青少年期、成年期到老年期的每一天都存在睡眠与觉醒交替活动，其间大脑并非静默状态，而是存在明显的周期性规律。早期研究以正常成年人为研究对象，发现稳定的整夜睡眠呈现出特定的睡眠结构。

大脑以下几个区域与睡眠的发生息息相关。

（1）下丘脑。下丘脑是位于大脑深处花生般大小的结构，包含一系列神经细胞，它们是调控睡眠和觉醒的核心。下丘脑中有成千上万个视交叉上核（Suprachiasmatic Nucleus，SCN），通过眼部视觉功能接收光线强弱信息并控制人体的行为节奏。SCN受损的人群会有一定程度的睡眠不规律，因为他们无法将昼夜节律与昼夜周期相匹配。大多数盲人有一定的感知光线能力，从而可以调整睡眠及觉醒周期。

（2）脑干网状结构。位于大脑底部的脑干网状结构具有众多神经纤维纵横穿行，神经元的树突分支多且长，用来接收和加工来自多方面的传入信息，控制清醒和睡眠之间的转换。下丘脑和脑干中的促进睡眠细胞会产生一种叫作 γ- 氨基丁酸（Gamma-Aminobutyric Acid，GABA）的化学物质，GABA能够抑制下丘脑和脑干觉醒中枢的活动。脑干（尤其是脑桥和延髓）在快速眼动睡眠中也起着特殊的作用，能够发出放松全身肌肉的信号，从而使我们不会把睡梦中的运动付诸实践，对人体起到保护作用。

（3）丘脑。丘脑充当从感觉到大脑皮层信息的中转站，在睡眠过程的大部分时间里，丘脑保持静默，使机体逐渐脱离外界干扰。但在快速眼动睡眠期间，丘脑是十分活跃的，会向大脑皮层传输图像、声音和感觉来丰富我们的梦境。

（4）松果体。松果体位于两大脑半球之间，主要功能是接收 SCN 信号并促进褪黑素的分泌，褪黑素在光线昏暗时分泌增加可以促进机体进入睡眠。失明人群无法通过自然光变化来调节睡眠，可以通过每天同一时间服用少量褪黑素来稳定睡眠。研究者认为随着时间的推移，褪黑素分泌的高峰和低谷对身体昼夜节律与外界环境昼夜周期相匹配非常重要。

（5）基底前脑。靠近大脑前部和底部的基底前脑也是促进睡眠和觉醒的重要区域，部分中脑充当唤醒系统。基底前脑和其他区域的细胞释放的腺苷（细胞能量消耗的化学副产物）对促进睡眠有重要作用。日常饮食中摄取的咖啡因就是通过阻断腺苷的分泌来抵消睡意的。

（6）杏仁核。杏仁核是一种杏仁状结构，参与大脑对情绪的处理，在快速眼动睡眠期间变得越来越活跃。

二、睡眠的分期

在研究睡眠周期过程中，生理学家通过脑电记录仪分析人体睡眠和觉醒状态下的脑电波，发现其中的变化规律。婴儿每日睡眠时间长且受外界干扰较少，因此通过对婴儿安静睡眠进行研究，研究人员发现人体安静睡眠时发生快速眼球运动，随后发现睡眠期眼球的运动与脑电波变化规律呈相关关系，根据眼球运动规律确定了人类睡眠存在的两种类别，即非快速眼动（Non Rapid Eye Movement, NREM）睡眠和快速眼动（Rapid Eye Movement, REM）睡眠。其中非快速眼动睡眠也被称为慢波睡眠（Slow Wave Sleep）或者正相睡眠（Orthodox Sleep），快速眼动睡眠也被称为快波睡眠（Fast Wave Sleep）或者异相睡眠（Paradoxical Sleep, PS）。正常成人整夜睡眠一般会经历 5 个阶段，分别是 NREM 1~4 期以及 REM 期。这些睡眠阶段以循环的方式进行，从 NREM 1 期开始 3~7 分钟，进入 2 期睡眠持续 10~25 分钟，然后经历 3~4 期，最后到 REM 期完成一个周期，之后再回到 NREM 1 期或者 2 期，如此循环往复。研究统计发现，儿童和成人几乎有 50% 的睡眠时间在 NREM 2 期，大约 20% 的睡眠时间分布在 REM 期，相比之下婴儿有大约一半的睡眠时间都处于 REM 期。不同睡眠分期的脑电波变化特点及生理感觉特征见表 1-1。可以发现，人们睡眠时间大部分分布在 NREM 1~2 期和 REM 期。

表 1-1 不同睡眠分期的脑电波变化特点及生理感觉特征

睡眠分期	脑电波变化特点	生理感觉特征
NREM 1 期	脑电图中 α 波波幅减小，连续性差，后期出现低幅 θ 波和 β 波，以 θ 波为主	1. 浅睡眠阶段，对周围的注意力已经丧失，但很容易被唤醒 2. 眼球运动速度缓慢，肌张力降低 3. 记得零碎视觉图像 4. 经历睡眠性肌痉挛或睡眠痉挛（有失重跌倒感），可能发生周期性肢体运动
NREM 2 期	在低幅脑电波的基础上，出现周期为 100~300ms、波幅为 100~300 μV 的睡眠纺锤波	全身肌张力进一步降低，几乎没有眼球运动
NREM 3 期	开始出现中高幅 δ 波，但 δ 波的占比在 50% 以下，其间穿插更小更快的脑电波	肌张力受到进一步抑制，睡眠程度加深，不容易被唤醒
NREM 4 期	δ 波的波幅进一步增大，频率变低且不规则，δ 波的占比在 50% 以上	1. 肌张力低，处于深度睡眠状态，难被唤醒，没有眼球运动 2. 清醒后会在几分钟内感到昏昏沉沉、不知所措 3. 小孩一般会在深度睡眠期发生尿床、夜惊、梦游
REM 期	脑电活动与觉醒时相似，呈现低波幅混合频率波以及间断出现 θ 波	1. 呼吸加快，变得不规则、轻浅 2. 肌张力消失，肌电活动完全消失 3. 心率加快、血压升高 4. 眼球运动增加，梦发生在这个阶段

第二节　睡眠的重要性

一、睡眠维持正常生理功能

我们了解睡眠对机体的重要性，但是研究者对为什么人体需要睡眠这一问题还没有确切答案。主要观点集中在以下方面：睡眠有利于神经发育，促进神经突触的重塑；有助于机体保持健康状态；促进代谢产物排出，节省能量；保护免疫系统；有利于能量物质合成与储存；维护心脏健康；稳定血糖；等。

（一）有利于神经发育，促进神经突触的重塑

特定的睡眠阶段在神经发育中发挥作用，研究认为 REM 睡眠促进了婴幼儿的神经发育。REM 睡眠可提供内源性刺激，尤其是在胎儿发育期间。然而，目前胎儿睡眠期间的脑电（Electroencephalogram，EEG）研究较少，因此仍缺乏足够证据表明 REM 睡眠对人类神经发育的重要性。动物研究发现，大鼠 REM 睡眠缺乏会导致其海马神经发育受损，REM 睡眠会促进祖细胞向神经元的分化。此外，REM 睡眠被剥夺后观察到的祖细胞生长抑制也可能是由其他因素引起的，这些因素是由睡眠剥夺本身造成的，如代谢产物清除障碍等。

睡眠也在提高神经突触可塑性中发挥作用。有研究认为，在睡眠期间大鼠脑电活动异常会导致神经突触收缩和突触信号传递下调。另外，突触形成也被推测受昼夜节律的调节，研究发现突触可塑性会随昼夜节律发生变化，突触的形成会随睡眠缺失而受阻，进而影响记忆的巩固。

（二）有助于机体保持健康状态

睡眠有助于保持机体生理状态的健康。研究表明生物机体在被剥夺睡眠后，与中枢神经系统调控相关的数千基因可能发生转录和表达变化，其中大多数与胆固醇合成酶和脂转运蛋白的表达相关。因此，

睡眠不足可能会导致中枢神经系统的结构改变。在酶水平上，相关研究发现睡眠剥夺会使大鼠脑超氧化物歧化酶的活性降低，从而提高了脑细胞中氧化反应速率，促进了衰老进程。在极端的睡眠剥夺动物实验中，睡眠不足还可能引发中枢神经系统以外的组织病变，一定程度上会提高动物的死亡率。此外，睡眠不足还会给人类器官系统带来诸多不良影响。睡眠不足是肥胖、糖尿病、葡萄糖不耐受或心血管疾病的发生因素之一。虽然，更长的睡眠时间并不能换取更好的身体机能状态，但睡眠仍可通过"管家功能"来支持身体机能有序健康地运作。睡眠不仅在中枢神经调控层面，还可通过各种机制在机体中发挥管家一般的功能。由于睡眠在某种程度上对大多数物种都很重要，研究认为睡眠具有推进生物进化的作用。当然考虑到不同物种之间睡眠模式的不同，这种功能作用还有待研究。

除了锻炼、压力管理和健康饮食选择外，良好的睡眠是保持健康体重的重要因素。在睡眠期间，身体自然会产生更多的食欲抑制剂，也称为瘦素，同时减少食欲刺激素（Ghrelin）的产生。然而，在睡眠过少的晚上，Ghrelin 的产生增加，瘦素的产生减少。因此，睡眠不足会导致更强烈的饥饿感。

（三）促进代谢产物排出，节省能量

睡眠被认为在改变机体代谢功能方面至关重要。睡眠过程中代谢率和体温的降低有助于恢复清醒时消耗的能量和储备能量，在促进 NREM 睡眠进程过程中慢波会减少大脑对葡萄糖的需求，这可能与中枢神经系统中动作电位传递的减少以及慢波的发生相关。能量需求的减少也与睡眠中肌张力降低相关，骨骼肌是机体消耗能量的主要器官，睡眠期间骨骼肌内糖原、蛋白质等物质由分解代谢过程向合成代谢转变，从而促进能量节省和积累。睡眠状态对体能恢复和能量物质储备是必要的，机体借此完成清醒时期所消耗能量的补充，使新陈代谢能够正常进行。

（四）保护免疫系统

睡眠和昼夜节律对免疫功能有很强的调节作用。对正常睡眠—觉醒周期的调查显示，未分化 T 细胞数和促炎性细胞因子等免疫学指标在夜间睡眠的早期达到峰值，相应地，具有免疫效应功能的免疫细胞如细胞毒性自然杀伤细胞以及细胞因子等在白天时达到峰值。脱离昼夜节律来剖析睡眠对免疫系统的影响比较难，关于夜间正常睡眠与 24 小时失眠的比较研究结果显示，睡眠会促进 T 细胞生成，并使其重新分布到各处淋巴结。此外，这些研究还揭示了睡眠促进抗原呈递细胞和细胞因子（如白介素 -12）的选择性增强。例如在接种甲肝疫苗后，整晚良好睡眠会使抗原特异性 Th 细胞和相应抗体持续大量增加。这些发现表明睡眠在免疫记忆形成中的特殊作用，这一作用似乎与慢波睡眠阶段和伴随的促炎内分泌环境有关，这个期间的特征是生长激素和催乳素水平提高，皮质醇和儿茶酚胺浓度降低。

在睡眠期间，儿童和青少年体内会产生发育所必需的生长激素。这些生长激素还可以修复所有年龄段人群的组织细胞。身体在睡眠期间也会生成细胞因子，细胞因子是支撑免疫系统的重要组成部分。睡眠不足将影响身体免疫反应过程，慢性失眠会使人体更容易受到流感病毒侵染，而随着时间的推移，睡眠不足会导致更大的免疫缺陷风险。

（五）有利于能量物质合成与储存

关于睡眠功能的假设中，节能和补充能量是睡眠的主要功能之一。自该理论提出以来，葡萄糖和腺苷一直是研究的焦点。葡萄糖是大脑赖以利用和储存能量的主要形式，事实证明睡眠期间脑也在消耗葡萄糖。此外，研究发现糖原储备减少与睡眠剥夺息息相关，表明糖原需要在睡眠期间得到恢复。腺苷的增加与白天的体力活动有关，过度疲劳会导致褪黑素在夜间分泌减少，进而影响睡眠。清醒时，糖原分解的同时不断产生腺苷，这有助于晚间的入睡，并促进睡眠期间糖原的恢复，因此睡眠稳态以反馈循环形式控制着睡眠—觉醒周期的激素。

（六）维护心脏健康

良好的睡眠会促进心脏健康。在睡眠期间，心率会减慢，血压会下降。这意味着在睡眠期间，心脏和心血管系统能够得到休息。相反，睡眠不足会给心血管系统带来额外的风险。睡眠不足会导致血压长期保持高位，增加心脏病发作和心力衰竭的风险。

（七）稳定血糖

睡眠会影响体内血糖调控激素的分泌。胰岛素有助于血糖或葡萄糖进入身体的细胞，之后细胞使用葡萄糖作为能量物质。每晚睡 7 小时以上有助于体内血糖稳定及维护胰岛素敏感性。夜间睡眠不足 7 小时的成年人患 2 型糖尿病的风险增加。睡眠不足会使身体对胰岛素的抵抗力增加，这会导致血糖升高。

二、睡眠维持心理健康

快速眼动睡眠被认为在应对外部表观遗传刺激中发挥作用。睡眠障碍会在一定程度上引起精神疾病，例如焦虑症或抑郁症。许多研究描述了睡眠障碍治疗对心理健康的积极影响。虽然这种关系的本质还未被揭示，但很明显睡眠在心理健康中起着重要作用。

（一）睡眠有助于巩固记忆

目前有大量关于睡眠对巩固记忆作用的研究。一项关于睡眠对陈述性记忆影响的研究表明，睡眠质量对即时的面孔识别有积极的作用，但对长期记忆的巩固没有帮助。研究认为，夜间平均睡眠达到 8 小时可以增强人的瞬时记忆，这与良好的夜间睡眠效果密切相关。也有研究认为，充足的睡眠并不能提高人的记忆能力，但是对记忆的保持有好处。研究测试了睡眠对许多不同记忆方式的影响，其中睡眠对人脸识别记忆与动作顺序学习记忆的影响差异很大。因此，睡眠对记忆的影响是具有特异性的，对不同类型记忆方式的影响可能有所不同。所以，目前睡眠对记忆的影响还没有全面的定论。此外，睡眠对记忆的影响在健康年轻人中最为显著，睡眠在衰老以及与神经退行性疾病相关的记忆损伤中的确切作用仍有待研究。

虽然睡个好觉并不能保证身体健康，但充足的高质量睡眠确实有助于机体许多重要生理功能的维持。睡眠为白天的工作、学习、体力劳动所导致的细胞和组织消耗与磨损提供恢复时机。身体主要恢复功能如组织修复、肌肉生长和蛋白质合成等，大部分发生于睡眠期。研究认为，睡眠不足极有可能改变人体新陈代谢、食欲调节和压力反应等过程所涉及的激素水平，进而导致健康问题。此外，相关研究数据表明，良好的睡眠为人们带来更多幸福的生活体验，改善身体机能状态，降低全因死亡率。

优质睡眠是机体健康的重要组成部分，虽然人类需要睡觉的确切原因仍未知，但睡眠专家一致认为，持续整夜休息有很多好处。大多数成年人每晚应该睡 7 到 9 个小时。在睡觉时，人体内执行许多修复和维护过程，这些过程几乎影响身体的每个部分。因此，良好的睡眠或睡眠不足会对人的精神和身体产生影响。

（二）睡眠有助于调节情绪

睡眠可以恢复身体能量并增加能量储备，因此良好的休息会对个人的情绪产生积极影响。相比之下，睡眠不足的人经历精神痛苦的风险更高。长期睡眠不足会导致焦虑、抑郁或易怒，调整睡眠习惯会缓解这些症状。

（三）睡眠有助于改善认知功能

良好的睡眠被认为有助于改善记忆和认知思维。大脑可塑性是人类睡眠产生的主要理论，它假设睡眠是必要的，大脑通过睡眠过程进行生长、重组并建立新的神经连接。在睡眠期间更新大脑中的神经连接有助于个人学习新信息并形成记忆。良好的睡眠可以提高注意力、提高解决问题能力和决策能力。换句话说，睡个好觉可以提高生产力。

睡眠不足会对白天的清晰思考、形成记忆、学习过程和运动能力产生负面影响。仅仅一周的睡眠不足就会导致思维能力降低。一周每晚睡眠 5 小时或更少后，完成任务的准确性会降低。睡眠不足的人在需要快速反应和关注多项任务的活动（如驾驶）中表现不佳。睡眠不足也会影响判断力。夜间睡眠不足 5 小时与危险行为有关。睡眠不足的人做出错误决定的风险更高，因为他们只有能力专注于预期的结果，而不是后果。

（四）睡眠有助于缓解压力

每晚良好的睡眠可以帮助人们缓解压力。当人们醒来时，精神焕发的状态会避免压力带来的不良影响，例如表现不佳、难以思考和缺乏能量。优质睡眠还可以减少焦虑、抑郁和其他与心理健康相关的压力。

（五）睡眠有助于提升运动表现

睡眠是影响运动恢复的关键因素。在睡眠期间身体生长激素的产生率最高，生长激素是修复组织细胞所必需的，可能有助于骨骼肌生长。大多数运动员每晚需要 8 个小时的睡眠来完成恢复，避免过度训练，并提高表现水平。缺乏睡眠，运动员就面临表现水平下降、疲劳和情绪变化的风险。睡眠不足也会增加受伤的风险。若运动员的睡眠时间减少，受伤的可能性会更大。

三、睡眠不足导致健康风险

确定睡眠不足带来的健康风险是一个长期且复杂的过程，疾病的发生与多种致病因素相关，而睡眠质量是其中一个影响因素。目前人们所知道的是，每晚睡眠时间少于 8 小时似乎增加了患一些疾病的风险。

以下列出了每晚仅减少两三个小时的睡眠可能会对健康产生的影响。

（一）肥胖

关于肥胖的一项研究认为体重增加与睡眠不足有关系。每晚睡眠不足 6 小时的人，体重过重的可能性会提高，而平均每晚睡够 8 小时的人，相对体脂率是研究组中最低的。另一项研究发现，睡眠时间较短的婴儿在童年期间患肥胖的可能性比睡眠充足的婴儿高得多。

（二）糖尿病

糖尿病相关研究表明，每晚睡眠不足 5 小时的人患 2 型糖尿病的风险大大增加。研究还发现改善睡眠对控制血糖和提高胰岛素敏感性有一定影响，同时抑制了糖尿病并发症的发展。

（三）心血管疾病

关于心血管疾病和高血压的一项研究发现，即使睡眠适度减少（睡眠时间减少至每晚 6 至 7 小时）也会大大增加冠状动脉钙化的风险。冠状动脉钙化是心肌梗死和心脏病多因死亡的主要因素。越来越多的证据表明，阻塞性睡眠呼吸暂停引起的睡眠质量下降与心血管疾病（包括高血压、卒中、冠心病和心律不齐）的风险之间存在密切联系。

（四）免疫功能紊乱

关于睡眠对人体免疫系统的影响的研究较为丰富，研究显示睡眠剥夺会提高体内炎症因子的水平，感染会影响睡眠量和睡眠模式。对这些相互作用的研究才刚刚开始，但早期研究表明，睡眠剥夺可能会降低抗感染能力。

（五）普通感冒

在最近的研究中，同样暴露在流感病毒接触环境下，平均每晚睡眠时间不足 7 小时的受试者出现感冒症状的可能性大约是对照组（平均每晚睡眠时间 8 小时或 8 小时以上的受试者）的 1.4 倍。这些潜在的不利于健康的因素会增加医疗保健成本，导致工作效率降低。此外，调查显示睡眠时间不足（每晚睡眠时间为 5 小时或更少）导致全因死亡率增加 15%，因此睡眠质量最终会影响人类平均寿命和生活质量。

第三节　运动员睡眠问题概述

一、运动员常见睡眠问题

越来越多的研究表明，睡眠与运动员最佳表现之间呈正相关关系，而运动员经常遇到睡眠质量低和睡眠时间短的问题。运动员的睡眠障碍可能是由多方面因素造成的，包括比赛和训练的压力大、教练员与运动员对睡眠障碍的忽视、缺乏对睡眠问题的认识等。运动表现（如速度和耐力）、神经认知功能（如注意力和记忆力）和身体健康（如疾病和受伤风险、体重维持）等多领域都有相关研究证明，这些方面会受到睡眠不足或睡眠剥夺带来的负面影响。然而，运动员在睡眠不足的自我评估方面缺乏经验，这也提示运动员及他们的科研辅助团队需要提高对睡眠质量重要性的认识。

调查显示，优秀运动员群体中受睡眠问题困扰的运动员比例较高，赛程安排、训练计划、路程和住宿以及时差等因素扰乱了其正常睡眠时间。运动员常见睡眠困扰包括习惯性睡眠时长少于 7 小时、长时间睡眠、白天嗜睡并疲劳以及夜间睡眠浅等。有关睡眠质量的研究表明，50%~78% 的优秀运动员有睡眠障碍，22%~26% 的运动员有较严重睡眠障碍。与普通人群相比，精英运动员的睡眠问题发生率更高。因此，运动员睡眠与恢复逐渐受到重视。

通过睡眠问卷，科研人员可以及时了解运动员的睡眠情况，加拿大研究人员调查统计发现，与非运动员对照组相比，优秀运动员的睡眠质量差导致伤病率更高，其中因早起导致状态不佳的比例较高。另一项研究通过多导睡眠监测仪客观评估 47 名英国国家队运动员的睡眠质量，发现普遍存在睡眠时间较短、睡眠质量较差等问题，从临床角度说明睡眠问题在高水平运动员中普遍存在。一项关于优秀运动员睡眠特征的系统性综述强调了在运动员群体中睡眠问题普遍存在，例如睡眠时间短、睡眠碎片化程度高和过度疲劳导致失眠等。其他睡眠问题如睡眠呼吸障碍等也存在，但出现频率较低，其中力量性项目运动员（如橄榄球运动员）的阻塞性睡眠呼吸暂停的患病率似乎高于其他项目运动员。这可能是体重和颈围过大造成的，这也与睡眠呼吸暂停综合征的解剖特征一致。

（一）慢性睡眠障碍

慢性失眠是指持续三个月，每周至少三天或多年反复出现睡眠困难，伴随白日相关症状，如疲劳和注意力难以集中等。健康人自我报告的平均睡眠时间在工作日为 6.8 小时，周末为 7.4 小时。Leeder 等人对 26 名奥林匹克运动精英运动员的睡眠习惯进行调查研究，发现运动员组卧床的总时间为 8.36 ± 0.53 小时。尽管休息时间充足，但运动员组的睡眠潜伏期（入睡时间）更长，因此睡眠效率（睡眠质量）低于普通人群。

（二）短期睡眠障碍

短期睡眠障碍涉及与慢性睡眠障碍相同的睡眠困难和症状，但这些症状时有发生、短期内可缓解，据调查每年都有 15%~20% 的成年人经历短期睡眠障碍。通常，短期睡眠障碍的起因与外部刺激和环境变化密切相关，对于运动员来说短期训练负荷较大、比赛压力大、伤病、长时间外训、赛前训练调整等都是可能造成短期失眠的因素。此外，倾向于轻度睡眠的人比其他人更有可能经历短期失眠。如果短期睡眠障碍持续数月，它可以被重新归类为慢性睡眠障碍。

（三）睡眠呼吸障碍

睡眠呼吸障碍是指广泛的与睡眠相关的呼吸障碍，是一种以睡眠期呼吸节律和通气异常为特征的疾病，包括阻塞性睡眠呼吸暂停、中枢型睡眠呼吸暂停综合征、睡眠相关低氧血症等。研究发现运动员患睡眠呼吸障碍的风险更高，尤其是对抗运动项目运动员，体重和颈围较大的运动员发生阻塞性睡眠呼吸暂停症状的概率更大。如果不进行治疗，睡眠呼吸暂停会增加发生许多健康问题的风险，包括心血管疾病、糖尿病和卒中。此外，睡眠呼吸障碍会导致嗜睡和失眠。

二、影响运动员睡眠的主要因素

对于运动员群体，训练、比赛和生活习惯是睡眠质量的主要影响因素。针对青少年和成年人的研究报告认为，吸烟、饮酒、吃饭时间不规律、不吃早餐、熄灯后使用智能手机等电子产品都会不同程度地引起睡眠障碍。一般来说，运动被认为有助于改善睡眠质量和获得更长的睡眠时间，但过度训练可能会加快觉醒，抑制睡眠。锻炼时间的增加可能会引发运动员的睡眠障碍，有研究发现过早起床进行训练的运动员，睡眠时长较短，容易引发疲劳。此外，关于睡眠和心理压力源的实证研究报告称，竞技压力会导致睡眠质量差、睡眠时间短和失眠，竞争压力成为运动员睡眠障碍的重要风险因素之一。

（一）赛事临近压力

随着比赛日的临近，运动员睡眠问题的发生率也越来越高。一项研究针对来自不同项目的 632 名德国运动员在重要比赛前晚间的睡眠习惯进行调查，68.5% 的运动员在运动生涯中至少有一次赛前睡眠质量不好，同样高达 62.3% 的现役运动员在过去一年中有至少一次赛前失眠的经历。同时，调查发现个人项目运动员会比团体项目运动员更容易出现睡眠困难，紧张和对比赛结果较高的预期等内部因素被认为是导致睡眠问题的主要因素。部分运动员反馈，睡眠不良会导致第二天状态不佳、心情不好、嗜睡等现象。因此，运动员赛前睡眠管理需要科研团队的更多关注，个人项目与团体项目的差异也表明某些运动项目的运动员在解决睡眠问题方面需要更多帮助。

（二）训练负荷过大

睡眠对优秀运动员的康复和表现至关重要，虽然人们普遍认为锻炼有利于睡眠，但高训练负荷可能会危及睡眠进而抑制身体恢复。研究认为运动员的睡眠需要优化，更高比例的深度睡眠时间反映了较强的身体恢复需求，在训练周期内出现睡眠问题时应及时对训练负荷进行调整。目前关于睡眠质量和睡眠阶段的时长变化与训练负荷的关系还有待进一步研究。

（三）旅行疲劳和时差

与高频旅行相关的旅行疲劳和与时区位移相关的时差，是影响精英运动员比赛发挥的不利因素。旅行疲劳和时差综合征的症状可能以类似的方式出现，旅行路途环境会导致运动员休息不好。乘坐飞机、火车的旅途疲劳会使运动员睡眠受到影响，比如篮球、足球、排球等项目的主力运动员经常需要参加国内国外各项比赛，使得他们每个赛季都要承受高频率的航班出行，大大影响了运动员的睡眠规律。时差反应与生物钟和新环境的重新同步有关，1~2 天可以缓解或消除，时差导致的睡眠问题具有个体差异性。

（四）晚间电子设备的使用

近几年媒体技术和移动设备不断发展，人们通过手机可以获取各类信息，网络信息、娱乐视频等也吸引着运动员，晚间是运动员集中使用手机等移动设备消遣的时间。研究表明，睡前使用电子媒体设备会导致夜晚入睡困难，同时伴随着白日疲劳和嗜睡。通过问卷和多导睡眠监测手段对就寝时间、睡眠时间、睡眠阶段和觉醒时间进行调查，研究人员发现睡前使用电子设备提高了神经系统兴奋性。对媒体设备获取和使用与睡眠结果的相关性进行系统回顾和元分析显示，睡眠时间不足、睡眠质量差与白天嗜睡、入睡前访问以及使用媒体设备有关。

（五）咖啡因

咖啡因对睡眠的影响已被广泛研究。咖啡因存在于各种食物和饮料中，包括咖啡、巧克力和茶等。尽管包含咖啡因的锻炼前饮料和能量饮料越来越受欢迎，但咖啡仍然是膳食咖啡因的主要来源。分析结果表明，咖啡因通常会使入睡时间延长，并减少睡眠时间、降低睡眠效率和睡眠质量。咖啡因对睡眠结构的影响包括慢波睡眠和慢波活动减少，第一阶段觉醒时间增加。咖啡因影响睡眠的程度在一定程度上受年龄、性别、体重和遗传等因素的影响。一般不建议睡前饮用浓缩咖啡，否则可能会对睡眠产生负面影响。

（六）其他潜在影响因素

优秀运动员睡眠不足的其他潜在风险因素包括性别、脊髓损伤、年龄增长和心理健康不佳（例如神经质、非适应性完美主义和过度觉醒的特征，以及心理压力、不安或恐惧）。性别被确定为法国优秀运动员终身睡眠问题的危险因素，女性运动员的睡眠问题发生率更高。与非运动员一样，脊髓损伤运动员的睡眠质量通常比身体健全的运动员差。研究表明，年龄与睡眠质量差的发生率有关，25 岁以上的运动员的匹兹堡睡眠质量指数（具体见第 51~53 页相关内容）得分高于 20 岁以下的运动员；早育可能是一个促成因素。

第四节 睡眠障碍对运动员的不良影响

一、睡眠障碍提高疾病易感性

调查表明，睡眠充足在一定程度上可以减少患流行病的风险。一项跟踪对比研究发现，睡眠时间低于 6 小时的受试者的感冒发生率是睡眠时长超过 8 小时的受试者的 3 倍。青少年调查研究也发现，睡眠时长较短者更容易患上感冒等疾病。同时，睡眠充足还有利于人体对疫苗接种免疫反应的适应等。

二、睡眠障碍不利于体重管理

柔道、摔跤等项目对运动员体重管理要求严格，有证据表明在这些项目的运动员中，睡眠时间和体重指数（Body Mass Index，BMI）之间存在很高的相关性。睡眠障碍会导致许多生物功能改变，比如慢性睡眠障碍会导致葡萄糖代谢和神经内分泌功能发生变化，进而体现在食欲和体重方面。归根结底，这些因素都会对运动员的营养、代谢和内分泌状态产生负面影响，从而使运动员难以控制体重。

三、睡眠障碍降低疼痛耐受性

疼痛耐受性对运动员更投入、更专注地进入竞技状态非常关键，睡眠与疼痛调节密切相关。一项研究发现，运动员经历一晚的睡眠限制后会导致疼痛耐受力降低 8% 左右。也有研究表明，轻度困倦的成年人在 4 晚延长睡眠后疼痛耐受性会提高约 20%。

四、睡眠障碍对运动员神经认知表现的不良影响

比赛期间，运动员较强的神经认知功能是帮助其获胜的基本素质之一。在多项研究中显示，睡眠不足会侵蚀神经认知对运动表现至关重要的几个方面的调控能力，包括注意力、执行能力和学习能力。

（一）注意力

大量研究表明，睡眠不足会影响运动员集中注意力，即使睡眠缺失后补觉也无法立刻使运动员恢复应有的运动表现。这一发现对那些赛前因训练强度提高、紧张、兴奋、时差等而习惯性失眠的运动员来说十分重要，因为一些运动员认为在赛前的 1~2 天补觉就可以在比赛中达到最好的精神集中状态，而忽略了之前一段时间失眠对运动表现的影响。不过睡眠缺失的影响因人而异，有些运动员对睡眠不足的反应并不大，迄今为止还没有准确判断失眠后运动员恢复能力的标准和方法。运动员对睡眠缺失的损害自我感知较差。

（二）执行能力

执行能力是比赛期间运动表现的重要组成部分，包括选择、决定更高层次的比赛策略和管理注意力的思维方式。睡眠不足会削弱运动员的执行能力，尤其是需要灵活思考和变通的动作能力。其中抑制控制或克制冲动、冒险决定的能力对运动表现有重要作用。研究表明，整晚睡眠的缺失对运动员自我控制能力有负面影响。综上，睡眠不足对运动员临场决策能力、理解能力、判断对方意图能力和实施特定竞技策略的能力有显著负面影响。

（三）学习能力

学习和固化运动技能是成为优秀运动员必不可少的环节之一。睡眠会促进记忆的巩固，尤其是有助于将肢体动作方面的学习任务完成得更快、更好。一项关键研究表明，整晚充足睡眠使运动员在不失准确度的前提下，完成动作学习的速度相对于失眠的运动员明显高出 20%。也有证据表明，睡眠和做梦对离线记忆再加工 / 合成和视觉辨别至关重要。总体来说，充足的睡眠时长对青年运动员的个人运动能力发展和学习能力提高十分重要。

　　越来越多的证据表明，夜间睡眠不足会提高运动损伤风险，每晚睡眠时间低于 8 小时的青少年在运动中受伤风险约为睡眠时长超过 8 小时的青少年的 1.7 倍。睡眠不足对反应时间和认知能力的不良影响也是导致受伤风险增加的主要因素。统计数据来源于其他领域（比如睡眠不足与机动车事故、医疗事故）的相关研究表明，睡眠不足会显著提高事故发生和受伤的风险。

第五节　睡眠与运动表现

　　睡眠对表现、学习、发育以及身心健康极其重要。睡眠不足的一些后果包括：成绩下降、情绪障碍、冒险行为和训练状态低迷。睡眠对 12~18 岁运动员的发育十分重要，但他们中的很多人没有获得这个阶段应有的睡眠量。运动员在比赛之前可能会遇到睡眠障碍。Erlacher 等人对 632 名德国运动员进行了问卷调查，以评估比赛前可能存在的睡眠障碍。在这些运动员中，66%（417）的运动员报告在重要比赛之前他们至少有一天比平时睡眠质量差。在这 417 名运动员中，43 名运动员报告醒得早，32 名运动员报告起夜。竞争的想法（77%）、对比赛的紧张（60%）、不一样的环境（29%）和房间里的噪声（17%）等是睡眠不足的主要原因。在澳大利亚体育研究所的一项研究中，运动员和教练在被问及疲劳原因时将睡眠列为最突出的问题。当运动员被问及他们认为重要的临床病史方面时，他们的睡眠特征排名第一。

　　运动员多方面素质会受到睡眠不足的影响，包括速度、耐力、力量、注意力、执行能力等。跑台测试经常被用于评估实验性睡眠缺失对速度和耐力的影响。两项研究发现，一整晚的睡眠剥夺干预会导致相同时间内运动员跑步距离明显缩短。研究发现，存在受试者在睡眠充足和缺失条件下都未完成测试的情形，因此进行了补充观察实验：要求受试运动员付出更多努力，在睡眠不足的情况下尽力完成测试。

研究发现，睡眠不足会导致运动表现水平下降，可能与骨骼肌糖原储备未恢复有关。研究表明，整晚的睡眠缺失会导致运动员更快达到运动疲劳，同时静息摄氧量和二氧化碳呼出量都明显增加。夜间部分睡眠缺失同样会导致相同条件下运动心率和耗氧量的更快提升，血乳酸也更高。这些研究结果阐明了睡眠不足会引起机体一系列生理反应，并进一步导致运动员速度、耐力下降。

虽然对运动表现和睡眠的研究有限，但少数研究揭示了部分睡眠剥夺对成年人运动表现的影响。Reilly 和 Deykin 研究发现在睡眠剥夺一晚后，一系列神经运动功能出现下降，而肌肉力量、肺活量和耐力没有受到影响。在部分睡眠剥夺后，与需要快速反应时间的任务相比，总运动功能受睡眠损失的影响较小。另外，睡眠对运动员骨骼肌爆发力有明显影响。与正常睡眠和限制睡眠相比，延长 3 晚睡眠能更好地维持耐力表现。耐力运动员每晚应该睡 8 小时以优化成绩。

关于睡眠剥夺干预对力量爆发力（如举重运动表现）的影响，相关研究结果未达成一致规律。一项针对男子大学生举重运动员的睡眠剥夺研究发现，一晚睡眠缺失对运动员的举重成绩影响不明显，但是对运动员疲劳感、嗜睡感和情绪方面有不良影响。另一项研究也认为，一整晚的睡眠缺失不会影响运动员的无氧功率。关于举重运动员的相关睡眠研究发现，3 天的睡眠剥夺会影响次最大力量举重动作的完成，这与大肌群的肌纤维动员有关。即便是轻微的睡眠抑制也会影响运动员完成动作的准确性。一项关于网球运动员睡眠抑制对运动表现影响的研究发现，单晚睡眠缩短至 5 小时就会使运动员发球准确度降低至 37%~53%。每晚睡眠时间限制在 4~5 小时也被证明会降低投掷飞镖的准确度，投掷精度与夜间睡眠时间呈正相关关系。上述研究总体阐述了睡眠不足对运动员表现的负面影响，而关于延长睡眠时间包括夜间睡眠和白天小睡时间对运动表现的影响的研究甚少。在一项关于大学生睡眠的研究中，研究人员鼓励大学生篮球运动员逐渐延长夜间睡眠时间，从平均每晚 6.6 小时增加到每晚 8.5 小时，与对照组相比，5~7 周的睡眠延长后运动员反应速度提高 5%，投篮准确率提高 9%，罚篮命中率提高 9.2%，三分球命中率提高 9.2%。另外，有研究表明部分睡眠抑制后增加小睡时间 30 分钟有利于提高警觉性和冲刺成绩。相反，一项调查研究发现白天小憩（例如午睡）对长距离自行车骑行运动员的运动表现没有明显改善，这可能与项目比赛时间过长有关。这些研究结果都为延长睡眠时间成为提升运动表现的一种重要手段提供了依据。总而言之，速度、耐力、动作准确性等运动能力会受到睡眠时长的影响，轻度失眠（睡眠时间为 4~5 小时）都会使运动表现不尽如人意。这一发现表明充足的睡眠对运动员正常水平的发挥十分重要，是生理恢复周期不可或缺的组成部分。

表 1-2 睡眠剥夺对运动表现负面影响的相关研究

参考文献	观察对象/测试项目	睡眠条件	结果及影响
Takeuchi, et al. (1985)	40m 冲刺跑，腿部伸展运动	64h 睡眠剥夺	不影响 40m 冲刺跑、等速力量和峰力矩，研究人员认为短时的无氧运动表现不受睡眠剥夺影响
Reilly and Hales (1988)	女子运动员	每晚 2.5h 睡眠，持续 3 天	与 Reilly 和 Deykin1983 年的研究结果类似，对反应时间的负面影响较显著
Sinnerton and Reilly (1992)	游泳运动员	每晚少睡 2.5h，持续 4 天	对大肌群运动功能（背部力量和握力、肺功能等）和游泳运动表现无明显影响。运动员抑郁、紧张、困惑、疲劳、愤怒感增加，活力下降
Reilly and Piercy (1994)	举重、卧推、硬拉等	每晚 3h 睡眠，持续 3 天	所有测试项目中次最大重量完成次数明显减少，完成卧推、深蹲、硬拉的最大重量下降
Bulbulian, et al. (1996)	规律训练男性运动员；等速膝关节伸展/弯曲运动速度；峰值伸展和平均功率	30h 睡眠剥夺（一整晚不睡）	等速力量力矩明显降低
Souissi, et al. (2003)	自行车运动员；峰值功率和平均功率	24h 和 36h 睡眠剥夺	24h 的睡眠干预对运动员无氧功率（峰值/平均功率）没有明显影响，但 36h 睡眠干预后数值显著降低
Blumert, et al. (2007)	大学举重运动员；抓举、挺举、前蹲	24h 睡眠剥夺	心情不好，疲劳和情绪不稳定，但抓举、挺举、前蹲运动表现无差异，训练负荷量和强度无差异
Souissi, et al. (2008)	体育教育专业大学生；温盖特试验	睡觉时间推迟 4h，对比早起 4h，睡眠剥夺 4h（在晚上开始或结束时）	早起 4h 相对于晚睡 4h 造成的睡眠不足对输出峰值功率的影响更大，因此研究人员认为早起比晚睡睡眠更有害
Azboy and Kaygisiz (2009)	男性跑步运动员和排球运动员；阶梯测试	一整晚（25~30h）睡眠剥夺	干预后运动测试期间换气频率加快，更快达到力竭，排球运动员出现这种现象更明显
Oliver, et al. (2009)	喜欢运动的健康男性；在跑步机上以 60% 最大摄氧量跑 30min	24h 睡眠剥夺	总跑步距离下降（从 6224m 下降至 6037m），研究人员认为是由于主观疲劳感觉升高了

续表

参考文献	观察对象/测试项目	睡眠条件	结果及影响
Skein, et al.（2011）	男性团体项目运动员；15m冲刺次数，双腿跳跃，最大膝关节伸展度	30h睡眠剥夺	平均和总的冲刺数减少，冲刺步速和步频发生改变，肌糖原降低，峰值力量降低，感知能力降低
Taheri and Arabameri（2012）	男子学生运动员；温特试验，反应时间测试	24h睡眠剥夺	反应时间增加，无氧功率没有差异（峰值功率）
Reyner and Horne（2013）	职业网球手；网球发球准确性	每晚睡5h，第二天摄入咖啡/不摄入咖啡后进行测试	网球发球的准确性在睡眠不足后明显下降，摄入咖啡因没有任何好处
Souissi, et al.（2013）	柔道运动员；柔道比赛前后的最大自主性收缩，握力和温盖特试验	4h睡眠剥夺，早起对比晚睡	早起4h的情况下，当下骨骼肌力量下降，下午比上午严重。研究人员认为，早起比晚睡更容易导致骨骼肌力量丢失
Merilahti, et al.（2016）	男子跆拳道运动员；间歇跑步恢复测试	4h睡眠剥夺，早起对比晚睡	这两种类型的睡眠剥夺都会影响跑步成绩（早起比晚睡的睡眠剥夺跑步更严重；乳酸水平受早起的睡眠剥夺影响更大，峰值心率和主观疲劳感觉没有受到影响）
Pallesen, et al.（2017）	少年男子足球运动员；控球，踢球，换向冲刺	24h睡眠剥夺	睡眠剥夺对持续顶球测试有明显负影响；30m变向跑测试显示睡眠剥夺后变向曲线收缩；睡眠剥夺导致嗜睡感显著增强；研究人员认为睡眠剥夺对运动员注意力集中的负面影响比较大
Dattilo, et al.（2020）	男性运动员；单侧等速测力仪进行膝关节伸肌群进行距心收缩240次	48h睡眠剥夺	睡眠剥夺不会延迟肌肉力量恢复，但是会改善炎症和激素反应
Liu and Zhang（2022）	30名健康大学生（男女各15名）；功率自行车30min中等强度有氧运动	24h睡眠剥夺，24小时正常睡眠	睡眠剥夺会降低受试者反应抑制能力和反应执行能力，引起认知控制障碍
Niu, et al.（2022）	30名健康青少年；睡眠剥夺后进行跑步锻炼	24h睡眠剥夺	睡眠剥夺导致安静状态下大脑网络信息传递速率降低，剧烈运动后睡眠剥夺导致青少年运动表现水平下降

保持和促进身体健康是运动员达到巅峰竞技状态的重要因素，高水平运动员应具备自我健康监控能力并尽量避免伤病。睡眠缺失对运动员伤病风险、疾病易感率和体重保持都有一定影响。因此，优秀运动员往往十分重视睡眠质量，当睡眠出现问题时会第一时间向自己的科研团队求助，利用多种手段和方法舒缓疲劳和压力，解决睡眠问题。

本章小结

对于运动员群体来说，每日紧张而高强度的训练后身体急需休息和恢复，规律的睡眠时间、良好的睡眠质量能够给机体带来最大限度的恢复。想成为一名优秀运动员首先要关注训练后恢复能力，同时将睡眠管理、膳食营养、科学训练放在同样重要的位置。长时间、高质量睡眠对运动员疲劳恢复和运动表现提升均有好处。重视睡眠质量管理，营造良好睡眠环境，睡前避免摄入酒精、咖啡因（这些饮料会导致睡眠紊乱），避免长时间接触电视、计算机、手机等电子产品（屏幕产生的蓝光影响昼夜节律），养成良好的睡前放松习惯，如阅读、洗澡、冥想等。关注睡眠，学会应用各种方法调节睡眠也是成为冠军必须具备的能力。

参考资料

[1] 赵忠新，叶京英 . 睡眠医学 [M]. 北京：人民卫生出版社，2016.

[2] 曾凡辉 . 生长激素与运动员的睡眠 [J]. 体育科研，1981, 2(11): 30.

[3] 刘书强，赵德峰，邱俊，等 . 运动员睡眠状况的评估及干预方法研究现状 [J]. 体育科研，2021, 42(4): 48-54.

[4] 李秦陇，张亮，李博雅，等 . 冬训备赛期间优秀雪车运动员睡眠质量及影响因素 [J]. 体育科研，2022, 43(2): 31-38.

[5] 谈晨皓，安燕，陆姣姣，等 . 中文版运动员睡眠筛查问卷的修订与检验 [J]. 体育科研，2021, 42(3): 68-73.

[6] LATIFI B, ADAMANTIDIS A, BASSETTI C, et al. Sleep-wake cycling and

energy conservation: role of hypocretin and the lateral hypothalamus in dynamic state-dependent resource optimization [J]. Front Neurol, 2018, 9:790-805.

[7] QIN H, FU L, JIAN T, et al. REM sleep-active hypothalamic neurons may contribute to hippocampal social-memory consolidation [J]. Neuron, 2022, 445-449.

[8] LIU W, YUE H, ZHANG J, et al. Effects of plasma ghrelin, obestatin, and ghrelin/obestatin ratio on blood pressure circadian rhythms in patients with obstructive sleep apnea syndrome [J]. Chin Med J (Engl), 2014, 127(5): 850-855.

[9] GARCIA-GARCIA F, JUAREZ-AGUILAR E, SANTIAGO-GARCIA J, et al. Ghrelin and its interactions with growth hormone, leptin and orexins: implications for the sleep-wake cycle and metabolism [J]. Sleep Med Rev, 2014, 18(1): 89-97.

[10] OIKONOMOU G, PROBER D A. Linking immunity and sickness-induced sleep [J]. Science, 2019, 363(6426): 455-456.

[11] STOCKELMAN K A, BAIN A R, GOULDING A, et al. Negative Influence of Insufficient Sleep on Endothelial Vasodilator and Fibrinolytic Function in Hypertensive Adults [J]. Hypertension, 2021, 78(6): 1829-1840.

[12] TSERETELI N, VALLAT R, FERNANDEZ-TAJES J, et al. Impact of insufficient sleep on dysregulated blood glucose control under standardised meal conditions [J]. Diabetologia, 2022, 65(2): 356-365.

[13] CHEN C X, LI T M H, ZHANG J, et al. The impact of sleep-corrected social jetlag on mental health, behavioral problems, and daytime sleepiness in adolescents [J]. Sleep Med, 2022, (100):494-500.

[14] BRINKMAN J E, REDDY V, SHARMA S. Physiology of Sleep [M]. StatPearls. Treasure Island (FL). 2022.

[15] RIEGLER K E, GUTY E T, THOMAS G A, et al. Prospective implications of insufficient sleep for athletes [J]. J Athl Train, 2022, 44-48.

[16] VITALE K C, OWENS, ROBERTS HOPKINS, et al. Sleep hygiene for optimizing recovery in athletes: review and recommendations [J]. International Journal of Sports Medicine, 2019, 40: 535-543.

[17] AVIDAN A Y, NEUBAUER D N. Chronic insomnia disorder [J]. Continuum (Minneap Minn), 2017, 23(4, Sleep Neurology): 1064-1092.

[18] ERLACHER D, EHRLENSPIEL F, ADEGBESAN O A, et al. Sleep habits in

German athletes before important competitions or games [J]. Journal of Sports Sciences, 2011, 29(8): 859-866.

[19] OHAYON M M, SAGALES T. Prevalence of insomnia and sleep characteristics in the general population of Spain [J]. Sleep Medicine, 2010,11:1010-1018.

[20] WONG W S, FIELDING R. Prevalence of insomnia among Chinese adults in Hong Kong: a populatiin based study [J]. Journal of Sleep Research, 2011, 20:117-126.

[21] LUND H G, REIDER B D, WHITING A B, et al. Sleep patterns and predictors of disturbed sleepin a large population of college students [J].The Journal of Adolescent Health, 2010, 46(2):124-132.

[22] GIANNOCCARO M P, MOGHADAM K K, PIZZA F, et al. Sleep disorders in patients with spinal cord injury [J].Sleep Medicine Reviews, 2013, 17(6):399-409.

[23] RIEMANN D, BAGLIONI C, BASSETTI C, et al. European guideline for the diagnosis andtreatment of insomnia [J]. Journal of Sleep Research, 2017, 26:675-700.

[24] KALMBACH D A, ANDERSON J R, DRAKE C L. The impact of stress on sleep: pathogenic sleepreactivity as a vulnerability to insomnia and circadian disorders [J]. Journal of Sleep Research, 2018, 27: e12710.

[25] SCHAAL K, TAFFLET M, NASSIF H, et al. Psychological balance in high level athletes: gender-based differences and Sport-Specific patterns [J]. PLoS One, 2011, 6:e19007.

[26] FINAN P H, QUARTANA P J, SMITH M T. The effects of sleep continuity disruption on positivemood and sleep architecture in healthy adults [J]. Sleep, 2015, 38(11):1735-1742.

[27] GOEL N, RAO H, DURMER J S, et al. Neurocognitive consequences of sleep deprivation [J]. Seminars in Neurology, 2009, 29(4): 320-339.

[28] HARRISON Y, HORNE J A. The impact of sleep deprivation on decision making: a review [J]. J Exp Psychol Appl, 2000, 6(3): 236-249.

[29] KILLGORE W D S, VANUK J R, PERSICH M R, et al. Sleep quality and duration are associated with greater trait emotional intelligence [J]. Sleep Health, 2022, 8: 230-231.

[30] ANDERSON C, PLATTEN C R. Sleep deprivation lowers inhibition and enhances impulsivity to negative stimuli [J]. Behav Brain Res, 2011, 217(2): 463-466.

[31] ROSSA K R, SMITH S S, Allan A C, et al. The effects of sleep restriction on executive inhibitory control and affect in young adults [J]. J Adolesc Health, 2014, 55(2): 287-292.

[32] WALKER M P, BRAKEFIELD T, MORGAN A, et al. Practice with sleep makes perfect: sleep-dependent motor skill learning [J]. Neuron, 2002, 35(1): 205-211.

[33] STICKGOLD R, HOBSON J A, FOSSE R, et al. Sleep, learning, and dreams: off-line memory reprocessing [J]. Science, 2001, 294: 1052-1057.

[34] STICKGOLD R, JAMES L, HOBSON J A. Visual discrimination learning requires sleep after training [J]. Nat Neurosci, 2000, 3(12): 1237-1238.

[35] MILEWSKI M D A, SKAGGS D L B, BISHOP G A C, et al. Chronic lack of sleep is associated with increased sports injuries in adolescent athletes [J]. Journal of Pediatric Orthopaedics, 2014, 34(2): 129-133.

[36] KOLLING S, DUFFIELD R, ERLACHER D, et al. Sleep-related issues for recovery and performance in athletes [J]. Int J Sports Physiol Perform, 2019, 14(2): 144-148.

[37] SKEIN M, DUFFIELD R, EDGE J, et al. Intermittent-sprint performance and muscle glycogen after 30 h of sleep deprivation [J]. Med Sci Sports Exerc, 2011, 43(7): 1301-1311.

[38] REILLY T, EDWARDS B. Altered sleep-wake cycles and physical performance in athletes [J]. Physiol Behav, 2007, 90(2-3): 274-284.

[39] BLUMERT P A, CRUM A J, ERNSTING M, et al. The acute effects of twenty-four hours of sleep loss on the performance of national-caliber male collegiate weightlifters [J]. J Strength Cond Res, 2007, 21(4): 1146-1154.

[40] TAHERI M, ARABAMERI E. The effect of sleep deprivation on choice reaction time and anaerobic power of college student athletes [J]. Asian J Sports Med, 2012, 3(1): 15-20.

[41] REILLY T, PIERCY M. The effect of partial sleep deprivation on weight-lifting performance [J]. Ergonomics, 1994, 37(1): 107-115.

[42] REYNER L A, HORNE J A. Sleep restriction and serving accuracy in performance tennis players, and effects of caffeine [J]. Physiol Behav, 2013, 120:93-96.

[43] EDWARDS B J, WATERHOUSE J. Effects of one night of partial sleep deprivation upon diurnal rhythms of accuracy and consistency in throwing darts [J]. Chronobiol Int, 2009, 26(4): 756-768.

[44] MAH C D, MAH K E, KEZIRIAN E J, et al. The effects of sleep extension on the athletic performance of collegiate basketball players [J]. Sleep, 2011, 34(7): 943-950.

[45] WATERHOUSE J, ATKINSON G, EDWARDS B, et al. The role of a short post-lunch nap in improving cognitive, motor, and sprint performance in participants with partial sleep deprivation [J]. Journal of Sports Sciences, 2007, 25(14): 1557-1566.

[46] KNECHTLE B, WIRTH A, KNECHTLE P, et al. No improvement in race performance by naps in male ultra-endurance cyclists in a 600-km ultra-cycling race [J]. The Chinese Journal of Physiology, 2012, 55(2): 125-133.

[47] TAKEUCHI L, DAVIS G M, PLYLEY M, et al. Sleep deprivation, chronic exercise and muscular performance [J]. Ergonomics, 1985, 28(3): 591-601.

[48] REILLY T, HALES A. Effects of partial sleep deprivation on performance measures in females[M]//MCGRAW E D.Contemporary Ergonomics. London: Taylor and Francis, 1988: 509–513.

[49] SINNERTON S, REILLY T. Effects of sleep loss and time of day in swimmers. In Maclaren D, Reilly T, Lees A. Effects of sleep loss and time of day in swimmers[M]//MACLAREN D, REILLY T, LEES A. Biomechanics and Medicine in Swimming: Swimming Science IV. London: E and FN Spon, 1992: 399–405.

[50] REILLY T, DEYKIN T. Effects of partial sleep loss on subjective states, psychomotor and physical performance tests [J]. Journal of Human Movement Studies, 1983, 9 (4): 157-170.

[51] ATKINSON G, COLDWELLS A, REILLY T, et al. Symposium: circadian influences on sleep: effects of age on circadian rhythms in physical performance and mood states [J]. Journal of Interdisciplinary Cycle Research, 1992,23(3): 186-188.

[52] REILLY T, PIERCY M. The effect of partial sleep deprivation on weight-liftin performance [J]. Ergonomics, 1994, 37(1): 107-115.

[53] BULBULIAN R, HEANEY J H, LEAKE C N, et al. The effect of sleep deprivation and exercise load on isokinetic leg strength and endurance [J]. European Journal of Applied Physiology, 1996, 73(3-4): 273-277.

[54] SOUISSI N, SESBOUE B, GAUTHIER A, et al. Effects of one night's sleep deprivation on anaerobic performance the following day [J]. European Journal of

Applied Physiology, 2003, 89(3-4): 359-366.

[55] SOUISSI N, SOUISSI M, SOUISSI H, et al. Effect of time of day and partial sleep deprivation on short-term, high-power output [J]. Chronobiol Int, 2008, 25(6): 1062-1076.

[56] AZBOY O, KAYGISIZ Z. Effects of sleep deprivation on cardiorespiratory functions of the runners and volleyball players during rest and exercise [J]. Acta Physiol Hung, 2009, 96(1): 29-36.

[57] OLIVER S J, COSTA R J, LAING S J, et al. One night of sleep deprivation decreases treadmill endurance performance [J]. European Journal of Applied Physiology, 2009, 107(2): 155-161.

[58] JOSE B, ALI A, BEGUM S, et al. Obstructive sleep apnoea as a cause of headache presenting to the emergency department [J]. QJM, 2011, 104(12): 1087-1089.

[59] SOUISSI N, CHTOUROU H, ALOUI A, et al. Effects of time-of-day and partial sleep deprivation on short-term maximal performances of judo competitors [J]. Journal of Strength and Conditioning Research, 2013, 27(9): 2473-2480.

[60] MERILAHTI J, VIRAMO P, KORHONEN I. Wearable monitoring of physical functioning and disability changes, circadian rhythms and sleep patterns in nursing home residents [J]. IEEE J Biomed Health Inform, 2016, 20(3): 856-864.

[61] PALLESEN S, GUNDERSEN H S, KRISTOFFERSEN M, et al. The effects of sleep deprivation on soccer skills [J]. Percept Mot Skills, 2017, 124(4): 812-829.

[62] DATTILO M, ANTUNES H K M, GALBES N M N, et al. Effects of sleep deprivation on acute skeletal muscle recovery after exercise [J]. Medicine and Science in Sports and Exercise, 2020, 52(2): 507-514.

[63] LIU S, ZHANG R. Aerobic exercise alleviates the impairment of cognitive control ability induced by sleep deprivation in college students: research based on go/nogo task [J]. Frontiers in Psychology, 2022, 13:914568.

[64] NIU X, CHI P, SONG J, et al. Effects of sleep deprivation on functional connectivity of brain regions after high-intensity exercise in adolescents [J]. Sustainability, 2022, 14(23): 16175.

02 第二章

运动员睡眠状况调查与分析

　　优秀运动员是睡眠问题的易发人群，高负荷训练、比赛压力、异地甚至跨时区参赛等因素往往会诱发或加剧运动员的睡眠问题。大量的研究证据表明，高水平运动员普遍存在睡眠不足、赛前睡眠障碍等问题，对训练及比赛造成了消极影响。近年来，运动员的睡眠问题逐渐成为运动训练学领域的研究热点，但相关研究对象多以欧美等西方国家的运动员为主，关于中国运动员睡眠特征及影响因素的研究非常有限。本章主要基于北京市体育科学研究所一项睡眠状况调查研究，分析了运动员群体的睡眠现状，并从不同的运动项群、运动水平和训练年限，对比分析了不同运动员之间的睡眠状况差异。该调查研究涉及 589 名现役运动员，其中男性 313 人，女性 276 人；运动员年龄范围在 11~38 岁，平均年龄为 18.75 ± 3.74 岁；参加调查的运动员来自 25 个运动项目，如棒球、花样游泳、举重等。按运动项群大类来看，体能主导类 126 人（21.4%），技能主导类 463 人（78.6%）；按专业等级来看，国际健将 14 人（2.4%），健将 183 人（31.1%），国家一级 209 人（35.5%），国家二级 112 人（19.0%）。该调查研究采用自编的运动员睡眠问卷并计算了问卷的信度：频率类（选择类）题目的 Cronbach's α 系数为 0.85，Guttman 分半系数为 0.82，说明信度良好；时长类题目的 Guttman 分半系数为 0.71，说明信度较好。问卷共包括 32 个题目，评估运动员在日常和赛前的各种睡眠主诉，包括入睡困难、睡眠维持困难、主观睡眠质量、睡后恢复、日间功能、睡眠量、睡眠习惯、日间小睡／小睡、打鼾。

第一节 运动员群体睡眠总体状况

一、睡眠不足

在精英运动员群体中，睡眠问题发生率很高，训练、比赛和生活等都是诱发睡眠问题的潜在风险因素。据全球睡眠质量研究报道，50%~78% 的优秀运动员有睡眠问题，22%~26% 的运动员有严重睡眠问题，其特点是长期睡眠时间小于 7 小时、睡眠质量差、睡后恢复差、长时间睡眠、白天嗜睡和白天疲劳。有确凿证据表明，与普通人群睡眠不足相比，精英运动员的睡眠不足更为普遍。

精英运动员的成功需要有良好的训练和充分的恢复作为保证。因此，随着运动参与水平的提高，睡眠在促进人的恢复和运动表现方面的作用越来越受到关注。先前的研究主张，改善睡眠质量和睡眠量是精英运动员提升心理和生理恢复水平的最佳选择。然而，有众多研究表明，与一般水平的运动员相比，精英运动员的睡眠反而存在严重不足。虽然美国国家睡眠基金会建议年轻人（18~25 岁）和成年人（26~64 岁）睡 7 至 9 小时，但运动员的睡眠时间通常低于 7 小时。Lastella 等人通过行为学评估了 124 名精英运动员在个人和团体项目中的睡眠—觉醒行为，他们报告睡眠 6.8 小时，平均睡眠效率为 86%，个人项目运动员睡眠时间（6.5 小时）少于团队项目运动员（7.0 小时）。这一发现得到了一项系统综述的支持，该综述报告称，个人项目运动员的总睡眠时间比团体项目运动员短，女性运动员的睡眠时间更短。

在北京市体育科学研究所睡眠研究团队采用自编运动员睡眠问卷，

对 589 名现役国内运动员开展睡眠状况的调查研究中发现，日常训练期间，运动员主观报告的平均睡眠时长为 7.7 小时，34% 的运动员睡眠时长不足 7 小时，7% 的运动员睡眠时长不足 6 小时。

二、睡眠质量

Gupta 等人的一项研究发现，精英运动员通常表现出较高的睡眠剥夺率，其特征是睡眠潜伏期更长、睡眠碎片化更严重、睡后恢复差、白天过度疲劳。最近的研究强调了睡眠对比赛成绩的重要性，这表明睡眠质量差与比赛失利、睡眠时间与比赛成绩之间存在关系。

加拿大一项使用睡眠调查问卷的研究报告称，与非运动员相比，优秀运动员睡眠质量差的发生率更高，"早鸟型"（Morning Type）运动员比例更高。澳大利亚一项使用睡眠调查问卷的研究表明，优秀运动员和非运动员对照组的生物钟类型没有显著差异。然而，一项使用活动描记术进行睡眠评估的研究显示，与年龄和性别相当的非运动员对照组相比，47 名英国奥运会运动员的睡眠时间更短、睡眠质量更差（如睡眠效率低和睡眠潜伏期长）。Dunican 等人发现，睡眠问题和白天嗜睡在精英橄榄球联盟球员中很常见。

一项关于中国运动员的睡眠研究报告，探讨了睡眠困难（Sleep Difficulty Score，SDS）的相关因素，大约 14.2% 的运动员有中度至重度睡眠困难（SDS ≥ 8），59% 的运动员在旅行期间出现睡眠问题，43.3% 的运动员在比赛期间出现日间功能障碍。性别、运动水平和项目之间的睡眠困难分类没有显著差异。晚睡型生物节律（Evening Chronotype）运动员比早起型生物节律（Morning Chronotype）和中间型生物节律（Intermediate Chronotype）运动员更容易出现睡眠质量差。为了改善运动员的睡眠健康，应考虑时间类型（晚睡型、早起型和中间型）、旅行相关问题、年龄和训练年限。

北京市体育科学研究所睡眠研究团队采用自编运动员睡眠问卷，

对 589 名现役国内运动员开展睡眠状况的调查研究中发现，运动员睡眠质量同样堪忧，被调查运动员每晚至少醒来 2 次，其中 45% 的运动员报告睡眠质量不够好，且每周会出现 1~2 天睡后恢复不良，其中有 24% 的运动员每周会出现 3~5 天的睡后恢复不良。被调查运动员人均每周出现 1~2 个训练日的日间功能紊乱，包括注意涣散、反应迟钝、瞌睡症状。被调查运动员每天都会进行日间小睡，日间小睡时长为 1.4 小时。运动员报告的打鼾相关问题较为少见。与日常训练睡眠相比，将运动员的赛前睡眠的各项指标进行对比发现：除了日常和赛前主观睡眠质量差异不大之外，入睡困难、睡眠维持困难是赛前睡眠最显著的问题，即与日常相比，运动员在赛前出现入睡困难的频率显著更高，入睡所需时间更长，睡眠维持困难程度也更高。另外，赛前的睡后恢复更差，日间功能紊乱发生情况更多，日间小睡频率更低，日间小睡时间更短，但运动员赛前的睡眠量却要多于日常。

三、日常睡眠与赛前睡眠对比

北京市体育科学研究所睡眠研究团队采用自编运动员睡眠问卷，对 589 名现役国内运动员开展睡眠状况的调查研究中，在分别统计了运动员的日常睡眠状况和赛前睡眠状况，描述统计和配对样本 t 检验结果后发现，日常和赛前主观睡眠质量差异不显著，说明运动员在赛前睡眠质量的主观感受没有显著差别。换言之，运动员只要在赛前能够入睡，其睡眠质量从主观感受上与日常训练的睡眠质量并无显著差别。

然而，除了睡眠质量之外，其他各项指标均有显著差异。与日常相比，运动员在赛前入睡困难出现的频率显著更高，入睡所需时间更长，睡眠维持困难程度也更高，导致这种现象的主要原因可能是赛前压力下，运动员出现的赛前紧张情绪，应激性的生理、心理反应影响了睡眠维度（睡眠质量和睡眠量）。特别是入睡困难，根据日常随队开展心理保障的经验，运动员经常反馈赛前睡觉之前会反复想象与比赛相关的内容，如比赛画面、比赛结果等，这些表象内容会直接提高运动员交感神经的兴奋性，诱发入睡困难。而睡眠维持困难也是由于赛前压力环境与自身应激状态等主客观因素作用，加之睡前出现较多的与比赛相关的想象，使运动员容易惊醒。正所谓"日有所思，夜有所梦"，紧张状态下的多梦往往是睡眠维持困难的主要原因，而且醒来后再次入睡的难度更大。总之，运动员赛前睡眠维持困难程度较日常更大，进而影响睡眠质量。

有趣的是，测评结果中，运动员反馈：赛前的睡眠量、睡眠时长和睡眠等级反而要多（高）于日常训练情况下的睡眠。这与正常情况下，人们的逻辑推理和想象似乎并不相同。这与教练员在赛前对休息和就寝时间的明确要求和重视有关，另外运动员由于对比赛的重视，可能从主观上更重视上床睡觉的时间。然而，关于具体的客观原因，在未来还十分有必要对相关问题进行探索。

运动员在休息日的入睡所需时间要显著长于比赛前的入睡所需时间，日常的睡后恢复显著差于赛前；与赛前相比，运动员在日常睡眠中表现出了更高的日间功能紊乱，更高的白天小睡频率且日间小睡持续时间更长。但运动员在休息日的睡眠时长要显著多于比赛的睡眠时长，睡眠等级也显著高于比赛前睡眠等级。

四、其他睡眠问题

精英运动员在试图改善睡眠时面临的困难来源于几个潜在但不可改变的因素，包括训练课程的安排、运动后核心体温的升高，以及训练和比赛后肌肉紧张程度和疼痛的增加。一项针对 283 名精英运动员的研究报告称，64% 的运动员在重要比赛或比赛前一晚经历了睡眠中断，由于紧张和赛前焦虑导致难以入睡。超过一半的运动员曾报告，在训练或比赛后期出现睡眠问题。精英人群中出现的睡眠问题似乎更为严重，下午过度午睡、摄入咖啡因、频繁旅行、在酒店等不熟悉的环境中睡觉、睡前过度饮水和脱水等都会对夜间睡眠产生不利影响。

最近一项基于问卷调查的研究表明，在 175 名团体项目精英运动员中，50% 的运动员被确定为睡眠不良，28% 的运动员白天嗜睡的发生率具有临床意义。此外，38% 的运动员表现出阻塞性睡眠呼吸暂停的症状，因为他们认为自己打鼾，8% 的运动员报告有呼吸暂停发作。另外，在对 67 名优秀体操运动员进行的标准化睡眠问卷调查中，超过四分之三的人报告了异常分数（即高于临床临界值）。在 107 名职业冰球运动员中，22% 的人在休赛期间报告睡眠问题，而 46% 的人在赛季中报告睡眠不足。然而，由于这些发现大多数是基于主观评估的，因此应该向精英运动员提供更多的睡眠问题临床诊断，以评估睡眠与运动以及认知功能之间的相互关系。

观察性证据还表明，类似于睡眠呼吸暂停一类的睡眠问题在运动员群体中存在，但比较少见。有研究发现，力量性项目运动员（如橄榄球运动员）的阻塞性睡眠呼吸暂停的发生率似乎高于非运动人群，或许是由于这类项目运动员体重过重和颈围过大，而这类解剖特征恰恰较容易诱发睡眠呼吸暂停。一项对不同项目运动员睡眠比较的研究报告称，长期睡眠问题在同场格斗性项目和表现难美性项目的运动员中尤为突出。

北京市体育科学研究所睡眠研究团队采用自编运动员睡眠问卷，对 589 名现役国内运动员开展睡眠状况的调查研究中发现，运动员日常睡眠入睡困难频率为每周平均出现 1~2 次，近 18% 的运动员每周出现 3~4 次入睡困难，有超过 5% 的运动员存在每周 5 次以上的入睡困难。入睡时间在训练日平均需要 22 分钟，超 18% 的运动员入睡时间超过 30 分钟，10% 左右的运动员入睡需要至少 50 分钟，超 4% 的运动员入睡需要至少 1 小时。

第二节 不同运动项群运动员睡眠状况

在北京市体育科学研究所睡眠研究团队采用自编运动员睡眠问卷，对 589 名现役国内运动员开展睡眠状况的调查研究中，根据运动项群大类分类，分别统计了体能主导类运动员和技能主导类运动员的日常和赛前的睡眠情况。体能主导类项群是指以运动员的体能为竞技能力主导因素的项目群组，按竞技能力主导因素对竞技项目划分的分类体系中的一个大类，包括快速力量性项群、速度性项群和耐力性项群三个亚类。技能主导类项群是指以运动员的技能为竞技能力主要因素的项目群组，包括表现准确性项群、表现难美性项群、隔网对抗性项群、同场对抗性项群和格斗对抗性项群五个亚类。

一、体能与技能主导类项目运动员日常睡眠情况比较

对体能主导类和技能主导类运动员的日常睡眠各指标进行配对样本 t 检验发现：体能主导类运动员的日常主观睡眠质量要显著好于技能主导类运动员；体能主导类运动员的日常睡眠量、训练日的睡眠时长及睡眠等级要显著多（高）于技能主导类运动员；体能主导类运动员的日常白天小睡频率显著低于技能主导类运动员；其他各指标两者差异均不显著。

根据调查结果不难发现，体能主导类项目运动员的日常睡眠中，睡眠质量、睡眠量、睡眠时长、睡眠等级都要优于技能主导类运动员。这从项目对运动员生理、心理、智力的需求上来讲是合理的，体能主导类项目生理负荷更大，而对技术、战术、对抗、操作精准度、表现难度和美感所需的心智能力要求要低于技能主导类运动项目，即心理负荷要小于技能主导类项目。心理负荷小意味着心理疲劳出现的概率会相对降低，而心理疲劳一般都伴随着情绪、唤醒、注意等心理特征的变化，这些心理特征的消极变化都是影响睡眠的潜在因素。

另外，技能主导类项目由于项目特点对运动员认知神经系统的损耗更大，进而诱发神经疲劳，而中枢神经的疲劳、交感神经与副交感神经的紊乱或者不平衡都会影响运动员的睡眠。例如由于表现难美性项目对技术动作精准控制，表现精准性项目对技能操作精确性控制，同场对抗性项目对战过程中对技、战术的思考和临场应变等项目特征，这些项目的运动员的认知神经系统会较体能性项目运动员有更多的调动和消耗，从而产生神经疲劳，进而影响睡眠。

二、体能与技能主导类项目运动员赛前睡眠情况比较

对体能主导类运动员和技能主导类运动员的赛前睡眠情况描述统计和独立样本 t 检验结果显示，体能主导类运动员的赛前主观睡眠质量要显著好于技能主导类运动员；且体能主导类运动员的睡后恢复要显著好于技能主导类运动员；体能主导类运动员的日间功能紊乱程度要显著低于技能主导类运动员。正如前文所述，技能主导类项目对运动员心理资源和神经系统的调动和消耗要明显多于体能主导类项目，赛前压力使运动员产生应激反应后，会加剧运动员的生理、心理和神经反应，从而表现出技能类运动员赛前睡眠状况相比体能主导类运动员更差。

另外，体能主导类运动员的睡眠量、赛前睡眠时长、赛后睡眠时长、赛前睡眠等级、赛后睡眠等级都显著多（高）于技能主导类运动员。其他各指标两者差异均不显著。从这个角度来看，技能主导类运动员的睡眠更应该得到重视。

第三节　不同水平运动员睡眠状况

在北京市体育科学研究所睡眠研究团队采用自编运动员睡眠问卷，对 589 名现役国内运动员开展睡眠状况的调查研究中，根据运动员不同的运动水平对比运动员睡眠状况。该调查研究依据国家高水平运动

员认定评级，要求运动员报告自己所属运动水平，包括健将级、国家一级和国家二级，据此分别讨论运动员的睡眠状况。

一、不同水平运动员日常睡眠情况比较

日常睡眠各指标中，三个专业等级的运动员在入睡困难方面，高水平运动员明显出现入睡困难的概率更大、所需入睡时间更长。健将级和国家一级运动员入睡困难频率显著高于国家二级运动员，而健将级和国家一级运动员之间差别不大。健将级运动员入睡所需时间要显著长于国家二级运动员。调查结果显示，水平越高的运动员，出现入睡困难现象越普遍。这个结果相对容易理解，高水平运动员参加的赛事水平更高，面临的压力更大，因此出现应激性生理、心理反应的概率和程度都会高于低水平运动员，产生入睡困难的概率也必然更大。

不同水平的运动员在睡眠质量方面也存在明显差异。三个专业等级的运动员在主观睡眠质量上差异显著，高水平（健将级）运动员与低水平（国家二级）运动员相比，日常主观睡眠质量明显更差。同时，高水平运动员的睡眠量也比低水平（国家一、二级）运动员更少。健将级运动员所处的运动队级别（国家级）、所参加赛事水平的等级、日常面临的社会压力和挑战都显著高（大）于低水平运动员，导致健将级运动员在睡眠量、睡眠质量方面相对更差或存在问题的可能性更大。因此，高水平运动员睡眠问题更值得关注和深入探索，针对高水平运动员睡眠质量的干预，睡眠管理方面的知识普及是未来运动员睡眠研究的重要方向。

二、不同水平运动员赛前睡眠情况比较

健将级、国家一级和国家二级运动员的赛前睡眠情况各指标单因素方差分析结果显示，三个专业等级的运动员在赛前入睡困难频率得分上差异显著，国家一级运动员的入睡困难频率得分显著高于国家二

级运动员，其他各指标两者之间差异不显著。这一调查结果非常有趣，国家一级运动员比健将级和国家二级运动员在赛前出现入睡困难的现象更为普遍，国家一级运动员的运动水平应该属于准高水平运动员，这个群体中的大部分运动员都处于可以参加国家级比赛（但较难取得前八名的成绩）的水平。处于这个水平的运动员一般年龄相对较小，正处于运动水平的提升阶段，无论竞技能力还是运动员心智成熟水平仍然处于高速发展阶段，具有极大的不稳定性。所以，处于这个水平的运动员赛前紧张会更加明显，比赛经历和经验远远不够，心理自我调控能力处于较低的水平，各种因素引起的高应激水平导致运动员出现赛前入睡困难和相关的睡眠问题是正常的。健将级运动员具备更丰富的比赛经历和经验，同时，赛前自我调控能力也相应更强；而国家二级运动员在比赛中属于竞争力最弱的群体，参加比赛的目标和参赛角色的定位往往相对较低，基本处于以锻炼为目标、以检验训练效果为主要参赛目标的阶段，赛前应激程度比较低。总之，从研究结果上看，健将级和国家二级以下运动员在赛前入睡困难的现象相对国家一级运动员更少。

健将级运动员的赛前睡眠量显著少于国家二级运动员；同时，健将级运动员和国家一级运动员比国家二级运动员在赛前更多地进行日间小睡。可见，高水平运动员与低水平运动员赛前睡眠时间的分布略有不同，高水平运动员赛前睡眠量相对较少，但日间小睡显著更多，这是否意味着高水平运动员通过日间小睡来弥补夜间睡眠量较少的不足？调查结果显示的睡眠模式是否更适合参赛的需要？这都是未来需要进行深入探讨的重要课题。

第四节　不同专业训练年限运动员睡眠状况

在北京市体育科学研究所睡眠研究团队采用自编运动员睡眠问卷，对 589 名现役国内运动员开展睡眠状况的调查研究中，根据运动员专业训练年限将运动员分为 4 组：训练年限≤ 1 年、1 年 < 训练年限≤ 5 年、5 年 < 训练年限≤ 10 年、训练年限 >10 年。

对不同专业训练年限运动员的日常睡眠各指标进行单因素方差分析发现：4 组不同训练年限运动员在日常入睡困难频率得分上差异显著，"5 年 < 训练年限≤ 10 年"的运动员的日常入睡困难频率得分显著高于"训练年限≤ 1 年"的运动员，其他各项指标两者之间差异均不显著。从结果看，专业训练年限在 5 至 10 年的运动员一般处于竞技水平发展的关键阶段，已经取得了一定运动成绩，但距离稳定的高水平例如全国前三名或前八名还有一定差距。这类运动员在专项水平发展和运动生涯发展方面都处于较为关键的时期，再进一步可能进入国家队、代表国家参加国际比赛，如果不能继续提升或在运动成绩上取得突破，很可能失去最佳发展机会，甚至面临退役。因此，运动员承受的压力相对于其他阶段可能更大，调查结果中，入睡困难频率更高可能与此相关。

4 组不同训练年限运动员在训练日入睡所需时间上差异显著，"训练年限 >10 年"的运动员训练日入睡所需时间显著长于"1 年 < 训练年限≤ 5 年"的运动员。训练年限大于 10 年的运动员，一般都达到了高水平，有些已经进入国家队，有些虽然未进入国家队但在地方队也是队中骨干或主力，很多这个层次的运动员都会在睡前进行与训练相关的表象演练，这可能是运动员入睡时间长的原因之一。另外，无论是地方队骨干还是国家队成员，都面临着来自方方面面的压力和挑战，应激反应时刻伴随，这可能是入睡时间长的另一个潜在原因。此外，入睡前外部环境安静，内部环境也相对平静，作为相对成熟且成就动机相对较强的运动员，在睡前进行自我反省也是常见现象，这些都可能导致运动员入睡时间增长。

不同训练年限运动员在日常主观睡眠质量上存在显著差异，"1 年 < 训练年限≤ 5 年"的运动员、"5 年 < 训练年限≤ 10 年"的运动员和"训练年限 >10 年"的运动员的日常主观睡眠质量均显著差于"训练年限≤1年"的运动员。这说明高水平运动员睡眠质量的主观评价相对于低水平运动员更差，这可能与高水平运动员面临的压力和挑战更多有关。这也提示我们要重视高水平运动员睡眠质量的评价与干预，通过改善高水平运动员睡眠质量，促进运动员的恢复。

与睡眠质量密切相关的睡后恢复、日间功能的调查结果显示：不同训练年限运动员在日常睡后恢复上存在显著差异，"5年＜训练年限≤10年"的运动员的日常睡后恢复显著差于"训练年限≤1年"的运动员；不同训练年限运动员在日常日间功能紊乱程度上存在显著差异，"1年＜训练年限≤5年"的运动员、"5年＜训练年限≤10年"的运动员的日间功能紊乱程度显著高于"训练年限≤1年"的运动员。

也就是说，高水平运动员在睡后恢复和日间功能方面，从主观评价上讲要比新手运动员差，这跟前面睡眠质量的调查结果是吻合的。虽然睡后恢复的结果只来自主观调查，还没有采用专业睡眠监测设备进行评价，但主观评价往往对日间功能的正常维持发挥着重要作用。由于主观评价对运动员的认知判断、归因、心理暗示等心理层面的影响很大，所以从这个角度，我们要重视运动员主观评价的意义，同时重视运动员睡眠质量方面的研究和干预。

本章小结

已有研究及相关调查结果表明，精英运动员特别容易出现睡眠不足、入睡困难、睡眠质量不够好等睡眠问题。体能主导类运动员的日常睡眠质量和睡眠量要显著好（多）于技能主导类运动员，平时日间小睡频率显著低于技能主导类运动员，其典型影响因素是训练课程和比赛安排等。高水平运动员出现入睡困难的概率更大、入睡所需时间更长，日常主观睡眠质量明显更差。运动员赛前睡眠与赛前焦虑水平关系密切，可围绕缓解运动员赛前焦虑开展心理干预。未来可参考睡眠对成绩影响的运动差异、睡眠与绩效关系的机制、训练负荷与睡眠互动、睡眠和伤害风险等相关内容深入研究和探讨。

参考资料

[1] 李啸天，李博，李叶梓，等. 优秀运动员睡眠与运动表现：问题分析、影响因素、改善策略 [J]. 中国运动医学杂志，2022, 41(11):896-906.

[2] 赵国明，刘勇，裴怡然，等. 北京市运动员睡眠状况调查研究 [R]. 北京：北京市体育科学研究所，2019.

[3] 陆姣姣，邱俊. 运动员睡眠评价方法的应用研究进展 [J]. 体育科研，2020, 41(5):83-92.

[4] 刘书强，赵德峰，邱俊，等. 运动员睡眠状况的评估及干预方法研究现状 [J]. 体育科研，2021, 42(2):48-54.

[5] 谈晨皓，安燕，陆姣姣，等. 中文版运动员睡眠筛查问卷的修订与检验 [J]. 体育科研，2021, 42(3):68-73.

[6] 刘真. 我国运动员运动性失眠状况调查与特点分析 [D]. 苏州：苏州大学，2012.

[7] 周越，闫林，王德刚，等. 不同时长午睡对运动员机能的影响 [J]. 中国体育科技，2011, 47(2):110-113,129.

[8] 赵国明，刘勇，崔书强，等. 体能主导与技能主导类项群运动员睡眠特征与差异 [G] // 中国体育科学学会. 第十二届全国体育科学大会论文摘要汇编——专题报告（运动心理学分会）. 北京：中国体育科学学会，2022.

[9] GUPTA L, MORGAN K, GILCHRIST S. Does elite sport degrade sleep quality? A systematic review [J]. Sports Medicine, 2017, 47:1317-1333.

[10] SAMUELS C. Sleep, recovery, and performance: the new frontier in high-performance athletics [J].Neurologic Clinic, 2008, 26:169-180.

[11] SWINBOURNE R, GILL N, VAILE J, et al. Prevalence of poor sleep quality, sleepiness and obstructive sleep apnoea risk factors in athletes [J]. European Journal of Sport Science, 2016, 16:850-858.

[12] ROBERTS S S H, TEO W-P, WARMINGTON S A. Effects of training and competition on the sleep of elite athletes: a systematic review and meta-analysis [J]. British journal of sports medicine, 2019, 53 (8):513-522.

[13] RODRIGUES D F, SILVA A, ROSA J P P, et al. Sleep quality and psychobiological aspects of Brazilian Paralympic athletes in the London 2012 pre-Paralympics period[J]. Motriz: rev. educ. Fis, 2015, 21:168-176.

[14] TUOMILEHTO H, VUORINEN V-P, PENTTILÄ E, et al. Sleep of professional athletes: underexploited potential to improve health and performance[J]. Journal

of Sports Sciences, 2017, 35:704-710.

[15] SCHAAL K, TAFFLET M, NASSIF H, et al. Psychological balance in high level athletes: gender-based differences and Sport-Specific patterns [J]. PLoS One, 2011, 6:e19007.

[16] SARGENT C, LASTELLA M, HALSON S L, et al. The impact of training schedules on the sleep and fatigue of elite athletes [J]. Chronobiology International, 2014, 31(10):1160-1168.

[17] BENDER A, VAN DONGEN H, SAMUELS C. Sleep quality and chronotype differences between elite athletes and non-athlete controls [J]. Clocks Sleep, 2019, 1:3-12.

[18] LASTELLA M, ROACH G D, HALSON S L, et al. The chronotype of elite athletes [J]. Journal of Human Kinetics, 2016, 54:219-225.

[19] LEEDER J, GLAISTER M, PIZZOFERRO K, et al. Sleep duration and quality in elite athletes measured using wristwatch actigraphy [J]. Journal of Sports Sciences, 2012, 30:541-545.

[20] O'DONNELL S, DRILLER M W. Sleep-hygiene Education improves Sleep Indices in Elite Female Athletes[J]. International Journal of Exercise ence, 2017, 10(4):522-530.

[21] MAH C D, MAH K E, KEZIRIAN E J, et al. The effects of sleep extension on the athletic performance of collegiate basketball players.[J]. Sleep(7):943.

[22] HALSON S L. Sleep and the Elite Athlete [J]. Sports Science Exchange, 2013, 26(113):1-4.

[23] JONATHAN L, MARK G, KATHLEEN P, et al. Sleep duration and quality in elite athletes measured using wristwatch actigraphy[J]. Journal of Sports Sciences, 2012, 30(6):541-545.

[24] DRILLER M W, DIXON Z T , CLARK M I. Accelerometer-based sleep behavior and activity levels in student athletes in comparison to student non-athletes[J]. Sport Sciences for Health, 2017, 13(10):411-418.

[25] SIMPSON N S, GIBBS E L, MATHESON G O. Optimizing sleep to maximize performance: implications and recommendations for elite athletes [J]. Scandinavian Journal of Medicine & Science in Sports, 2017, 27: 266-274.

[26] RABIN J M , MEHRA R , CHEN E , et al. Assessment of sleep health in collegiate athletes using the Athlete Sleep Screening Questionnaire [J]. Journal of Clinical Sleep Medicine, 2020, 16(8): 1349-1356.

[27] BRANDT R, BEVILACQUA G G, ANDRADE A. Perceived sleep quality, mood states, and their relationship with performance among Brazilian elite athletes during a competitive period [J]. Journal of Strength and Conditioning

Research, 2017, 31:1033-1039.

[28] SILVA M R, PAIVA T. Poor precompetitive sleep habits, nutrients' deficiencies, inappropriate body composition and athletic performance in elite gymnasts [J]. European Journal of Sport Science, 2016, 16(6): 726-735.

[29] DUNICAN I C , WALSH J , HIGGINS, et al. Prevalence of sleep disorders and sleep problems in an elite super rugby union team [J]. Journal of Sports Sciences, 2019, 37(8): 950-957.

[30] SARGENT C, HALSON S. Sleep or swim? early-morning training severely restricts the amount of sleep obtained by elite swimmers [J]. European Journal of Sport Science, 2014, 14(1):310-315.

[31] M NÉDÉLEC, HALSON S, ABAIDIA A E, et al. Stress, sleep and recovery in elite soccer: a critical review of the literature [J]. Sports Medicine, 2015, 45(10):1387-1400.

[32] HALSON, SHONA L. Sleep in elite athletes and nutritional interventions to enhance sleep [J]. Sports Medicine, 2014, 44:13-23.

[33] JULIFF L E, HALSON S L, PEIFFER J J. Understanding sleep disturbance in athletes prior to important competitions [J]. Journal of Science & Medicine in Sport, 2014, 18(1):13-18.

[34] DRILLER, MATTHEW W, MAH, et al. Development of the athlete sleep behaviour questionnaire: A tool for identifying maladaptive sleep practices in elite athletes [J]. Sleep Science, 2018, 11(1): 37-44.

[35] KLLING S, DUFFIELD R, ERLACHER D, et al. Sleep-related issues for recovery and performance in athletes [J]. International Journal of Sports Physiology and Performance, 2019, 14(2): 144-148.

[36] EMSELLEM HA, MURTAGH KE. Sleep apnea and sports performance [J]. Clinics in Sports Medicine, 2005, 24(2):329-341.

[37] HALSON SL. Stealing sleep: is sport or Society to blame? [J]. Br J Sports Med, 2016, 50:381.

[38] NEDELEC M, ALOULOU A, DUFOREZ F, et al. The variability of sleep among elite athletes [J]. Sports Med Open, 2018, 4:34.

[39] DUMORTIER J, MARIMAN A, BOONE J, et al. Sleep, training load and performance in elite female gymnasts [J]. Eur J Sport Sci, 2018, 18:151-161.

[40] KÖLLING S, STEINACKER J M, ENDLER S, et al. The longer the better: Sleep–wake patterns during preparation of the world Rowing junior Championships [J]. Chronobiol Int, 2016, 33:73-84.

[41] FOWLER P M, KNEZ W, CROWCROFT S, et al. Greater effect of east versus west travel on jet lag, sleep, and team sport performance [J]. Med Sci Sports Exerc, 2017, 49:2548-2561.

CHAPTER

03

第三章

运动员的睡眠监测与评估

　　睡眠与运动员的恢复息息相关，并且占据了运动员一天中大约 1/3 的时间，但以往对运动员睡眠状况的关注和监测相对较少，常规运动员状态监测与评估通常并不包括睡眠阶段。对运动员的睡眠质量进行监测，评估运动员睡眠状况与其运动表现的关系，并针对发现的问题运用各种促恢复、助睡眠手段，有助于运动员竞技表现的最大化提升。近年来，便携式睡眠监测技术和设备的快速发展为运动员睡眠监测和研究提供了必要的技术基础。运动员睡眠状况的监测与评估是制定睡眠干预和促恢复方案的基础，睡眠监测数据的纵向跟踪还能为运动员在训练周期中的应激 - 恢复状况评价提供极具价值的信息。本章将介绍运动员的睡眠监测与评估方法及其应用。

第一节　为什么要对运动员的睡眠进行监测与评估

一、睡眠对运动恢复具有重要作用

　　良好的睡眠是人类健康必不可少的要素，是生理和认知功能正常运转的基础。神经科学家马修·沃克（Matthew Walker）在《我们为什么要睡觉》（*Why We Sleep*）一书中讲道："睡眠是健康三要素（睡眠、饮食、运动）中最重要的。一晚糟糕睡眠所造成的身体和精神损害之严重，会让那些因食物或运动缺乏而引起的损害相形见绌……要想使我们的大脑和身体恢复到最佳状态，我们唯一能做的也是最有效的事，就是睡觉。"睡眠是健康的晴雨表、情绪的温度计。在人类睡眠时间被各种屏幕不断霸占的今天，养成良好的睡眠习惯，改善睡眠质量，会成为提升大脑和身体运行效率的制胜之道。

《运动恢复》（*Recovery for Performance*）一书提出，当运动员拥有优质和充足的睡眠时，会对运动表现和运动后恢复产生显著效益，并有助于降低过度疲劳或过度训练的风险。由于运动训练，运动员长期承受高于常人的超量运动负荷，后者对机体产生显著的生理和心理压力，包括肌肉、能量代谢、认知等方面，使机体相关功能产生显著的适应性改变，从而提升运动能力。运动训练和比赛刺激往往会对机体产生很高的要求，因此，通过恢复来确保机体实现充分适应，对于短期运动表现和长期运动表现而言都至关重要。运动后的恢复期是机体进行适应性合成代谢反应的时期，良好的恢复能够充分修复运动导致的各种形式的损伤，提升运动员对运动负荷的适应能力，降低过度疲劳乃至过度训练的风险，降低运动损伤的风险，提高运动表现水平的可重复性。因此，恢复期的时间和质量都必须得到充分保证。大部分有关运动训练和运动表现的研究都把关注点放在训练方法上，而忽视了训练所希望得到的适应性变化实际上是在恢复期发生的。尽管对于专业运动员而言，需要用于恢复的时间往往比训练时间还要长，但恢复却是运动 - 适应循环中人们了解最少而且研究最为欠缺的部分。实际上，运动恢复的重要性怎样强调都不为过。如果运动员的恢复需求没有得到充分满足，可能导致疲劳过度积累，不仅会使其运动负荷承受能力和运动成绩降低，而且可使受伤风险增加以及出现认知和情绪紊乱（易怒、注意力难以集中、睡眠质量降低），从而可能导致过度训练。教练和运动员必须对生理和心理过度疲劳的早期症状保持高度警惕，以避免出现过度训练。一旦运动员出现过度训练，往往需要经历长时间的完全休息才能彻底恢复并重返训练场，这将给训练和比赛造成很大损失。

睡眠在恢复期所占的时间比例和发挥的作用举足轻重。作为在人类生理功能的正常运转中规律进行并且非常重要的一环，睡眠对实现良好的恢复和竞技表现均有重要意义。在运动恢复期实现的一系列再生过程（如能源物质的储备、内分泌节律调整、肌肉修复、自主神经系统平衡、免疫系统重整、心血管系统和体温调节系统的节律变化等），离不开良好、充足的睡眠。随着近年来运动员睡眠相关研究的快速发展，人们越来越认识到睡眠是运动表现的基础之一。关于睡眠剥夺和延长睡眠时间的研究发现，睡眠在运动表现、代谢、损伤、疾病、认知、记忆、学习和情绪等方面都具有重要作用。因此，在运动后的恢复期需要尽可能为运动员实现高质量睡眠创造条件，以确保其得到良好和充分的恢复。

基于睡眠在运动恢复中发挥的重要作用，以及训练周期中训练应激与睡眠的相互作用，可知睡眠监测对运动员的意义可能不仅仅在于找出某个时间点存在睡眠问题的运动员，还在于通过纵向监测获取训练周期中运动员应激 - 恢复与睡眠状况的动态变化与联系，更在于在信息化和大数据时代的潮流中将运动员的训练监控和状态评估提升至更高水平，为运动训练的科技支撑和相关研究打下良好基础。

二、运动员睡眠监测的意义

睡眠监测是观察训练 / 比赛压力下运动员应激 - 恢复状况的重要窗口。高负荷训练课后运动员可能出现一系列复杂的中枢和外周反应，导致运动能力下降，只有当运动员得到充分恢复时，其运动能力的降低才能得以逆转。如果恢复时间不足或者训练安排不当，运动员的疲劳程度可能逐步加深，严重时甚至可能产生过度疲劳乃至过度训练。在运动训练过程中，教练需要及时识别运动员的急性或慢性疲劳状态，分析引起疲劳的可能原因，并结合训练负荷和疲劳程度制定适宜的恢复方案，采取行之有效的促恢复手段。对运动员的应激 - 恢复状况进行连续监测并对运动性疲劳做出早期诊断，从而更好地帮助运动员进行恢复，这对保障训练效果、提升运动成绩和实现运动员可持续发展至关重要。

研究显示，运动员睡眠不足问题广泛存在，当运动员的睡眠模式出现紊乱时，有可能导致生理状态的改变，并进一步对训练质量和运动适应产生影响，因此睡眠监测可作为过度疲劳乃至过度训练的重要预警指标。而近年来便携式、可穿戴式设备的快速发展，使得对运动员睡眠进行长期跟踪监测成为可能。通过在训练周期中进行睡眠监测获得大量纵向数据（如睡眠时间，睡眠结构 / 分期，睡眠期间的基础心率、心率变异性、血氧饱和度等），能够为运动员应激 - 恢复状态评估提供丰富信息，将运动员机能评定、训练监控体系提升至更高水平。因此，运动员睡眠数据化可为睡眠管理和恢复干预提供有力抓手，有助于更好地实现运动表现的提升。

第二节　睡眠的监测与评估方法

一、概述

睡眠的监测与评估方法起源于睡眠医学。从临床医学的角度来看，睡眠节律的紊乱是很多相关疾病出现的早期标志，稳定的睡眠状态和水平可以改善患者的生活质量和精神状态，因此科学的睡眠监测无论是对医学实践还是对医学研究都具有重要意义。睡眠监测主要可以分为主观监测（也为主观评估）和客观监测（也为客观评估）两类方案：

主观评估指通过使用标准的睡眠量表来进行睡眠信息记录和睡眠质量评估；客观评估主要指借助于外部仪器设备如脑电图机、多导睡眠监测（Polysomnography，PSG）仪或呼吸机、心电图机等设备进行睡眠信息记录和评估。其中多导睡眠监测和评估是临床应用最多也是接受度最高的方案。

除了标准的和高精度的睡眠监测设备，随着信息技术的发展，还有一类设计便捷、便于大众使用的可穿戴睡眠监测设备越来越受到关注。但一般可穿戴睡眠监测设备抗信号干扰性和精确度会有一定的问题，这类监测设备所产生的睡眠相关生物信号数据一般具有较大的噪声。随着各类算法的发展，有越来越多的信号处理算法和数据算法能够支持在这类低质量睡眠数据的基础上得到比较准确的睡眠分析结果，比如通过睡眠数据预处理、睡眠数据特征的构建以及不同分类模型的选择，能够实现较高的睡眠分期准确率。

二、睡眠的主观评估

由于睡眠与觉醒功能易受心理因素及社会因素的影响，并表现出情绪、情感状态等变化，因此睡眠的主观评估能够提供非常丰富和有价值的信息，常用方法有睡眠日记、睡眠评估量表等。

（一）睡眠日记

睡眠日记（Sleep Dairy）是一个人的睡眠时间和醒来时间的相关信息的记录，包括前一天晚上的上床时间和入睡时间、早晨起床后的感觉、前一天晚上的总睡眠时间，以及影响睡眠的环境因素、心理因素及生理因素等。使用睡眠日记便于动态了解睡眠状态，特别是确定失眠者是否真的存在睡眠不足，以及分析失眠的原因和制定相应的措施。睡眠日记的基本模式以每天 24 小时为单元，常见的起止时间是早 8 点到第二天早 8 点，记录每个小时的活动和睡眠情况，连续记录时间的一般要求是两周，至少记录一周。睡眠日记能获得被测者睡眠状况和昼夜节律的相对准确和客观的信息，是评估和分析被测者睡眠质量和睡眠—觉醒节律的相对简便而可靠度较高的依据，是国际公认的辅助检查睡眠状况的方法。而且每天写睡眠日记对一部分失眠患者来说是一种行之有效的疗法，因为有时被测者通过检查或分析自己的睡眠日记，会发现其焦虑的所谓睡眠不良其实并不存在，从而自发缓解其"失眠"导致的焦虑。睡眠日记的设计，可以结合临床医疗和科学研究的不同需要，在细节上做调整。

（二）睡眠评估量表

睡眠评估量表是在实践和研究中均被广泛使用的一种方法，也可以看作是一种主观体验的"客观"评估方法。量表的优势是使用简便和快捷，评估结果直观，有效节省人力，提高工作效率，也在一定程度上提高了不同机构和研究项目之间就某一专业问题取得的结果的可比性。但量表也有明显的缺陷，大多数量表存在效度不够的问题，可以说是量表这种工具的先天性缺陷，尤其值得使用者重视。这要求使用者，特别是研究者，对通过量表获得的研究结果的解释，要始终秉持慎重的态度。选择使用量表时，基本要求是准确理解量表的适用人群、测评要求、计分方法和得分的专业解释。

根据完成量表条目填写的主体的不同，量表可分为自评量表和他评量表。自评量表指由受测对象本人完成条目评分的量表。这类量表的临床使用较为广泛，基本用途是根据受测对象自评的量表得分，实现对某一临床问题的快速筛查；间隔一定时间连续评估时，量表也可以作为反映受测对象病情变化的辅助指标。他评量表是由经过特定量表使用培训的专业人员，根据对受测对象的询问和专业观察获得的信息，综合做出评分的量表。这类量表的基本用途是量化评估受测对象某种病情的性质、严重程度，间隔一定时间使用该量表对受测对象进行多次评估是目前用来了解受测对象病情变化的基本和常用评估方法之一。临床定式访谈（Structured Clinical Interview for DSM- Ⅳ，SCID）、简明国际神经精神访谈（MINI-International Neuropsychiatric Interview，M.I.N.I）这类通过定式或半定式临床访谈获得诊断信息，然后根据《精神障碍诊断与统计手册》（DSM）和国际疾病分类（International Classification of Diseases，ICD）诊断标准做出诊断的工具，也可以看作是一种他评量表。他评量表对测评者的资质、测评过程的规范性如必须进行测评者之间的一致性检验，一般有着明确的要求或规定，使用时应严格遵照执行。在失眠的筛查、辅助诊断和治疗效果评估以及研究过程中，用到的量表见于文献的已有 10 种以上，并不断有作者报告编制了新的量表。在选择量表时，首先明确要测评的是什么，也就是要特别明确临床或研究评估的具体需要，以满足这个需要为目标来选择相应的量表；其次要检索关于该量表效度、信度检验的文献，并分析其研究数据，对研究的可靠性、可信度做出自己的评价，从中选择自己认可的量表作为研究工具。下面介绍了一些量表，主要是希望向读者提供尽可能丰富的信息，以便读者参照前面解释的原则选择使用。

1. 匹兹堡睡眠质量指数（Pittsburgh Sleep Quality Index，PSQI）

该量表（见表3-1）是全球使用最为广泛的睡眠质量评估工具之一，适用人群包括一般人群和各种特殊人群。该量表的中文版经过了比较规范的效度、信度检验。其评估周期是一个月，在作为睡眠质量动态变化评估工具被使用时，评估周期可以缩短为 1 周或 2 周。分数范围为 0~21 分，得分越高，表示睡眠质量越差；常用的"睡眠紊乱"的划界分是 PSQI 总分 ≥ 8 分。该量表在睡眠研究中十分经典和常用，故将其具体内容附上，便于读者使用。

表 3-1 匹兹堡睡眠质量指数

指导语： 下面一些问题是关于您最近 1 个月的睡眠情况，请选择或填写最符合您近 1 个月实际情况的答案。请回答下列问题！

1. 近 1 个月，晚上上床睡觉通常在_____点钟。

2. 近 1 个月，从上床到入睡通常需要_____分钟。

3. 近 1 个月，通常早上_____点起床。

4. 近 1 个月，每夜通常实际睡眠_____小时（不等于卧床时间）。

对下列问题，请选择 1 个最适合您的答案。

5. 近 1 个月，因下列情况影响睡眠而烦恼：

　a. 入睡困难（30 分钟内不能入睡）

　（1）无　　　　　（2）<1 次 / 周　　　（3）1～2 次 / 周　　　（4）≥3 次 / 周

　b. 夜间易醒或早醒

　（1）无　　　　　（2）<1 次 / 周　　　（3）1～2 次 / 周　　　（4）≥3 次 / 周

　c. 夜间去厕所

　（1）无　　　　　（2）<1 次 / 周　　　（3）1～2 次 / 周　　　（4）≥3 次 / 周

　d. 呼吸不畅

　（1）无　　　　　（2）<1 次 / 周　　　（3）1～2 次 / 周　　　（4）≥3 次 / 周

　e. 咳嗽或鼾声大

　（1）无　　　　　（2）<1 次 / 周　　　（3）1～2 次 / 周　　　（4）≥3 次 / 周

　f. 感觉冷

　（1）无　　　　　（2）<1 次 / 周　　　（3）1～2 次 / 周　　　（4）≥3 次 / 周

　g. 感觉热

　（1）无　　　　　（2）<1 次 / 周　　　（3）1～2 次 / 周　　　（4）≥3 次 / 周

　h. 做噩梦

　（1）无　　　　　（2）<1 次 / 周　　　（3）1～2 次 / 周　　　（4）≥3 次 / 周

　i. 疼痛不适

　（1）无　　　　　（2）<1 次 / 周　　　（3）1～2 次 / 周　　　（4）≥3 次 / 周

　j. 其他影响睡眠的事情

　（1）无　　　　　（2）<1 次 / 周　　　（3）1～2 次 / 周　　　（4）≥3 次 / 周

　如有，请说明：_____

6. 近 1 个月，总的来说，您的睡眠质量：

　（1）很好　　　　（2）较好　　　　　（3）较差　　　　　（4）很差

指导语：下面一些问题是关于您最近 1 个月的睡眠情况，请选择或填写最符合您近 1 个月实际情况的答案。请回答下列问题！

7. 近 1 个月，您用药物助眠的情况：
　（1）无　　　　（2）<1 次 / 周　　　（3）1 ~ 2 次 / 周　　（4）≥ 3 次 / 周

8. 近 1 个月，您常感到困倦吗？
　（1）无　　　　（2）<1 次 / 周　　　（3）1 ~ 2 次 / 周　　（4）≥ 3 次 / 周

9. 近 1 个月，您做事情的精力不足吗？
　（1）没有　　　（2）偶尔有　　　　（3）有时有　　　　（4）经常有

计分方法：分数范围为 0 ~ 21 分，得分越高，表示睡眠质量越差；常用的睡眠紊乱划界分是 PSQI 总分≥ 8 分。

2. 睡眠障碍评定量表（Sleep Dysfunction Rating Scale，SDRS）

该量表是国内学者编制的简便适用的量化评估失眠严重程度的工具，共有 10 个条目，基本涵盖失眠常见的症状，并着重对失眠的严重度进行总体评价。各条目采用0~4级评分，均有评定指导语和评分标准，评分越高，表示睡眠障碍越严重。

3. 艾普沃斯嗜睡量表（Epworth Sleepiness Scale，ESS）

该量表用于评估白天的嗜睡程度，得分越高，反映嗜睡程度越高。对于失眠患者，该量表可作为筛查有嗜睡症状的睡眠障碍的工具。ESS得分≥ 14 时，一般需要引起重视，应完善评估和必要检查以排除发作性睡病、睡眠呼吸障碍等疾病。

4. 失眠严重程度指数（Insomnia Severity Index，ISI）

该量表可以简便地评估失眠的严重程度，得分越高，表明失眠程度越高。

5. 清晨型与夜晚型量表（Morning and Evening Questionnaire，MEQ）

该量表主要用于评估昼夜节律，有 19 条目（MEQ-19）和简洁的 5 条目（MEQ-5）两个版本。前一版本是初始版本，可靠度较高；后一版本的优势是简洁，并且能满足评估昼夜节律的基本需要。

6. 睡眠障碍的信念和态度量表（Dysfunctional Beliefs and Attitudes about Sleep，DBAS）

该量表用于评估存在关于睡眠及失眠后果等的错误观念或行为的程度。分数高者，提示存在相应的错误信念或行为，失眠慢性化风险较高，更需要进行认知行为等心理治疗。

7. 福特应激性失眠反应测验（Ford Insomnia Response to Stress Test，FIRST）

该量表由亨利·福特医院的团队编制，测评个体对环境的失眠反应性，可评估在 9 种常见的状态下出现失眠的可能性。总分范围为 16~80 分，得分越高，表示睡前应激程度越高。FIRST 总分 ≥ 18 分可以预测新发的失眠病例。

8. 抑郁、焦虑筛查量表

常用的有抑郁自评量表（Self-rating Depression Scale，SDS）和焦虑自评量表（Self-rating Anxiety Scale，SAS）、贝克抑郁问卷（Beck Depression Inventory，BDI）和贝克焦虑问卷（Beck Anxiety Inventory，BAI）、医院焦虑抑郁量表（Hospital Anxiety and Depression Scale，HADS）以及患者健康问卷（Patient Health Questionnaire，PHQ-9）等。

9. 筛查不宁腿综合征、睡眠呼吸障碍等睡眠疾病的相关量表

这类量表在必要时可以使用。

三、睡眠的客观评估

客观测评工具是睡眠医学和睡眠相关研究的重要手段和基本条件。评估临床睡眠状况的常用客观方法包括多导睡眠监测（PSG）、评估日间觉醒程度和嗜睡倾向的多次睡眠潜伏期试验、评估睡眠—觉醒节律的体动监测（Actigraphy）等。其中最标准和常用的睡眠监测设备是附带脑电采集功能的多导睡眠监测仪。多导睡眠监测是当今睡眠医学中的一项重要技术，被称为判别睡眠障碍相关疾病的最终标准或金标

准。PSG 设备能够同时监测身体的多类生物信号，主要包括体动信息、脑电信号、眼球运动状态、肌电信号、心电信号等。临床上主要基于 PSG 设备系统采集的脑电信号或者专门的多通道脑电设备进行的睡眠脑电信号监测，后者的监测准确率高，信息记录丰富。但临床使用的 PSG 设备和多通道脑电设备通常佩戴较为烦琐，比如在佩戴前需要清洗头发，需要将电极或传感器固定在被监测者的头部特定位置，并需要与头皮接触良好，还需要在指定的时间和地点进行监测。这类设备不便于长期睡眠监测使用，同时会给被监测者带来不舒适感，而且花费较高，需要专业的医学专家对生物信号进行特征分析，从而评估睡眠状态，不具有日常使用性和便携性。

（一）临床睡眠监测设备分级

美国睡眠医学会将睡眠监测设备分为以下 4 级（见表 3-2）。

Ⅰ级，监护式标准多导睡眠监测仪：记录受试者睡眠过程的脑电图、下颌肌电图、眼电图、气流、呼吸运动、动脉血氧饱和度和心电图。整个过程需在睡眠室中进行，并有专业人员监测和分析数据。PSG 是测量、监测和评估人类睡眠的客观金标准，可用于调查和诊断睡眠障碍，包括但不限于阻塞性睡眠呼吸暂停和周期性腿动。

Ⅱ级，全指标便携式多导睡眠监测仪：同样记录上述 7 个参数。但整个过程无须在睡眠室中进行，亦无专业人员监测。

Ⅲ级，改良便携式睡眠呼吸暂停检查：在Ⅱ级的基础上改良完成的睡眠监测仪器，使用过程无须在睡眠室中进行，亦无专业人员监测，至少记录 4 个参数——2 个代表呼吸运动的参数、心电图和动脉血氧饱和度。

Ⅳ级，单或双生物指标持续记录：连续记录 1 个或 2 个生物指标参数（气流或动脉血氧饱和度）的睡眠监测仪。很多睡眠监测仪可记录 3 个以上参数，但由于没有记录呼吸气流参数，故仍被归为Ⅳ级。

这类仪器无须专业人员监测，受试者可在家完成监测。

表 3-2　美国睡眠医学会睡眠监测设备分级

参数	Ⅰ级（监护式标准多导睡眠监测仪）	Ⅱ级（全指标便携式多导睡眠监测仪）	Ⅲ级（改良便携式睡眠呼吸暂停检查）*	Ⅳ级（单或双生物指标持续记录）†
脑电图	+	+	-	-
眼电图	+	+	-	-
下颌肌电图	+	+	-	-
心电图	+	+	+	-
气流	+	+	+	-
呼吸运动	+	+	+	-
动脉血氧饱和度	+	+	+	+
体位	+	可选	可选	-
胫骨前肌肌电图↑	+	+	-	-
专业人员监测	+	-	-	-

注：1.* 表示典型组合方式，可有其他组合方式。

　　2.† 表示 1 个或 2 个生物指标；典型组合方式，可有其他组合方式。

　　3.↑ 表示在检测呼吸暂停时是推荐监测项目，但不强制呼吸暂停研究采用。

　　4.+ 表示有相关功能；- 表示无相关功能。

（二）睡眠监测的金标准——多导睡眠监测

PSG 是进行睡眠医学研究和睡眠疾病诊断的基本技术，是评价睡眠相关病理生理和睡眠结构的标准方法，是判断清醒或睡眠的客观检查。PSG 常规报告睡眠潜伏时间、总睡眠时间、入睡后清醒时间、睡眠觉醒指数、睡眠效率、各睡眠期时间及所占总睡眠时间的百分比，还应报告睡眠期间发生的呼吸事件、氧减事件、觉醒事件、心脏事件和运动事件。这些参数能够客观地反映睡眠的完整性，区分失眠与睡眠感知错误。需要注意的是，PSG 应用于临床诊断和疗效评估存在首夜效应，一夜 PSG 难以反映失眠病情变化的严重程度。此外，睡眠质量差的主观感知并不一定能被 PSG 客观数据所支持。最重要的是，原发性失眠可以通过病史、临床表现和问卷确诊，并非必须进行 PSG 评价。

尽管 PSG 被认为是睡眠监测的金标准，但使用方法较复杂，受试者受到较多的约束，在实际应用中存在一定局限性。常见问题包括：受试者在不同夜间测得的呼吸暂停低通气指数（Apnea-hypopnes Index，AHI）不同；测试执行者不同，测得的 AHI 亦不同；无论受试者睡眠习惯如何，测试通常需要采取仰卧位；有些受试者在不熟悉环境中易出现入睡困难等。对于运动员人群而言，PSG 的一个主要限制是难以在正常训练和生活环境中应用。如果要对运动员训练周期中的睡眠情况进行规律监测，需要选择对睡眠干扰较小、测试操作简易、费用合理的低负荷睡眠监测设备。

（三）便携式 / 可穿戴式睡眠监测设备

临床常用的便携式睡眠监测设备主要包括美国睡眠医学会睡眠监测设备分级中的 Ⅱ ~ Ⅳ 级设备（参见表 3-2），主要用于睡眠呼吸障碍等临床睡眠问题的居家评估与筛查。

此外，体动记录仪是最经典和广泛应用的一款便携式睡眠监测设备，是评估睡眠—觉醒节律、确定睡眠形式的有效方法。其测试原理主要基于三轴加速度传感器，测试指标相对受限，无法进行睡眠分期和睡眠期间各项生理指标的监测。体动记录的类型、算法和佩戴时间影响结果的准确性。体动记录检查可以数值和图表的形式反映醒 - 睡模式，估算睡眠潜伏时间、总睡眠时间、清醒次数、睡眠效率等。

近年来，消费级的可穿戴式与非接触式睡眠监测设备的快速发展，为日常睡眠监测提供了更为便捷的手段。由于此类监测设备具有易用性和长时间无创监测的特点，在普通人群、倒班工作人群、军人、运动员等人群中的应用日益广泛，可用于测量多种环境中的睡眠和身体活动，有利于加深对个人睡眠状况的认识和理解。但此类睡眠监测设备的有效性及其算法的可靠性仍然需要充分的检验。

第三节　运动员睡眠监测与评估的实践应用

一、运动员睡眠监测的常用手段

目前运动员睡眠监测的常用手段包括主观评估方法和客观评估方法（见表 3-3）。

客观评估方法包括 PSG、科研级体动记录仪、可穿戴式睡眠监测设备、非接触式睡眠监测设备等。其中 PSG 是睡眠监测的金标准，通常在睡眠实验室进行，测试程序和数据判读相对复杂，大多为一次性测试，主要用于睡眠障碍的诊断和研究，不适合对运动员进行长期监测；科研级体动记录仪是目前运动员在非实验室条件下进行睡眠评估的常用设备，准确性经过 PSG 验证，可进行长期纵向监测，其局限性在于无法准确进行睡眠分期，无法诊断睡眠呼吸暂停；消费级睡眠监测设备（包括可穿戴式与非接触式睡眠监测设备）近年来发展迅速，价格相对较低，可在正常居住环境中提供长期监测，但许多设备存在准确性（尤其睡眠分期）未经充分验证、不公开算法或不支持对原始数据的访问等问题。

主观评估包括临床睡眠医学常用的睡眠日记、匹兹堡睡眠质量指数、睡眠卫生指数（Sleep Hygiene Index, SHI）、艾普沃斯嗜睡量表等，以及近年来针对运动员人群编制的运动员睡眠筛查问卷（Athlet Sleep Screening Questionnaire，ASSQ）、运动员睡眠行为问卷（Athlet Sleep Behaviour Questionnaire，ASBQ）、运动员睡眠状况调查问卷等。

睡眠主观和客观评估方法在简便性、成本和适用场景等方面各具优势，因此通常建议在对运动员进行睡眠监测的过程中结合使用主观和客观评估方法，综合评价运动员的睡眠状况。

表 3-3　运动员睡眠监测的常用手段

方法	优点	缺点	实践应用
客观评估方法			
PSG	睡眠监测的金标准。可测量睡眠分期和频谱功率。可进行睡眠障碍诊断	价格昂贵，佩戴较复杂（可能影响睡眠），通常为一次性测试。通常在实验室自然睡眠环境中进行。需专业睡眠医师/技师进行判读	通常在睡眠实验室中使用，便携式多导睡眠监测设备可携带至家庭环境中进行诊断和研究
科研级体动记录仪	目前运动员在非实验室条件下评估睡眠的标准设备。非侵入式，价格低于PSG设备。可进行长期监测，提供纵向数据。准确性经过PSG验证	无法准确测量睡眠分期。不适用于睡眠呼吸暂停的诊断。设备易被移除。价格高于消费级睡眠监测设备。与PSG相比，用于失眠诊断时可能存在困难，倾向于高估睡眠时间和睡眠效率。一些设备未公开算法	可在正常居住环境中进行长期监测，但分析数据需要具备一定的专业知识
可穿戴式睡眠监测设备	非侵入式，价格低于PSG设备和科研级体动记录仪。可进行长期监测，获取纵向数据。有助于提升运动员对睡眠的认识，促进人员的互动交流，提供即时的反馈，发现问题并及时反馈，有助于推动进一步评估	通常难以准确测量睡眠分期。功能已经过充分的科学验证。通常并不适用于大多数睡眠障碍的诊断。设备会引发被测者对睡眠的焦虑/担忧。数据的自动即时反馈有时可能会对运动者的心理造成负面影响，并可面干扰。与PSG相比，常会高估睡眠效率。大多数设备不公开算法或不支持对原始数据的访问。许多数据的准确性未经充分验证	可正常居住环境中进行长期监测，但必须对设备的准确性进行验证。最好能够在必要时对数据反馈功能进行调整

续表

方法	优点	缺点	实践应用
非接触式睡眠监测设备	非侵入性，可放置在床上或床附近，价格通常较低，易于获取。可进行长期监测。有助于提升运动员的睡眠意识，促进互动交流，并可提供即时反馈。发现问题时有助于推动进一步评估	可靠性仍然缺乏足够的验证。设备不佩戴在被测者身上。可能会增加测者看屏幕的时间；可能会引发被测者对睡眠的焦虑/担忧。数据的自动即时反馈有时可能会对运动员造成负面干扰。大多数观设备不公开算法或不支持对原始数据的访问	可靠性仍然缺乏足够的验证
主观评估方法			
睡眠日记	具有非侵入性和低成本的优点。可进行长期监测并提供常规主观信息	可能在一定程度上增加运动员的负担，并可能受到回忆偏差的影响。相对于PSG，可能高估睡眠持续时间和效率	可在现实环境中进行长期监测，但需要运动员和科研保障人员付出相应的时间和精力以记录和收集睡眠数据
睡眠评估量表	成本较低，所需时间相对较少。可通过量表提供睡眠的标准化数据为信息	可能受到主观反应偏差的影响，缺乏运动员人群的标准化数据	往往未经运动员人群验证，缺乏运动员的信效度检验。常用量表包括PSQI, ISI, ESS, SHI, MEQ等
运动员专用睡眠问卷	成本较低，所需时间相对较少。可通过问卷识别评估的运动员，可以提供行为信息；问卷开发过程中会在运动员人群中进行应用效果验证	可能受到主观反应偏差的影响，往往缺少PSG的验证	可以作为一个初步的临床工具（ASSQ），以及筛查适应不良睡眠行为的一种方法（ASBQ）。仍需开发更多针对运动员的睡眠问卷

引自：NEIL P WALSH, SHONA L HALSON, CHARLI SARGENT, et al. Sleep and the athlete: narrative review and 2021 expert consensus recommendations [J]. Br J Sports Med, 2021, 55: 356-368.

二、便携式睡眠监测设备评估与筛选

选取当前市场上比较常见的几种便携式睡眠监测设备，主要类型包括基于体动传感器及光电式脉搏传感器的睡眠手环/腕表（简称体动+光电型）、基于多普勒雷达的睡眠监测仪（简称雷达型）、基于微动传感器的床垫式/床垫下睡眠监测仪（简称微动床垫型）和基于脑电的头戴式睡眠监测仪（简称脑电型），并将这些设备的测试结果与 PSG 的测试结果进行对比，以分析各种便携式设备对睡眠时间、睡眠效率、睡眠分期等运动员睡眠评估关键指标测试的准确度。通过探讨不同类型便携式设备的优缺点和适用场景，可筛选出对运动员睡眠干扰较小、测试简便有效的低负荷睡眠监测设备。

PSG 与几种便携式睡眠监测设备监测睡眠时间相关结果的比较见表 3-4 至表 3-7（涉及比较的参数包括相关系数 r、统计显著性 P、偏差 Bias 和一致性区间 CI）。从监测结果比较发现，所选取的便携式睡眠监测设备对睡眠总时间的监测结果与 PSG 存在较高的相关性和一致性，其中表现相对较好的是微动床垫型（$r=0.840$，$P<0.01$；Bias=-17.96 分钟，95%CI：-41.08~5.15 分钟）、体动+光电型（$r=0.770$，$P<0.01$；Bias=-28.97 分钟，95%CI：-48.64~-9.31 分钟）。睡眠分期是便携式设备相对较薄弱的环节，与 PSG 的相关性相对较低，其中浅睡眠时间监测结果与 PSG 一致性相对较高的设备是体动+光电型（$r=0.708$，$P<0.01$；Bias=0.67 分钟，95%CI：-19.07~20.40 分钟）、脑电型（$r=0.709$，$P<0.05$；Bias=-1.14 分钟，95%CI：-25.84~23.57 分钟）、微动床垫型（Bias=10.32 分钟，95%CI：-25.80~46.44 分钟）。深睡眠时间监测结果与 PSG 一致性相对较高的设备是体动+光电型（Bias=-2.72 分钟，95%CI：-29.24~23.80 分钟）、微动床垫型（Bias=10.46 分钟，95%CI：-19.96~40.88 分钟）。REM 睡眠时间监测结果与 PSG 一致性相对较高的设备是雷达型（Bias=-9.00 分钟，95%CI：-34.01~16.01 分钟）。

表 3-4 PSG 与便携式设备监测睡眠总时间的相关性和差异性的比较

设备	睡眠总时间		布兰德 - 阿尔特曼统计		
	测量值 / 分钟	r	Bias/ 分钟	95%CI/ 分钟	
PSG	392.65 ± 67.45				
微动床垫型	413.92 ± 67.79	0.840**	−17.96	−41.08	5.15
脑电型	366.45 ± 70.45	0.481	13.45	−28.55	55.45
雷达型	466.88 ± 72.8	0.491*	−65.19	−98.35	−32.04
体动 + 光电型	435.41 ± 57.97	0.770**	−28.97	−48.64	−9.31

注：** 表示与 PSG 之间的相关性，$P<0.01$；* 表示与 PSG 之间的相关性，$P<0.05$。

表 3-5 PSG 与便携式设备监测浅睡眠时间的相关性和差异性的比较

设备	浅睡眠时间		布兰德 - 阿尔特曼统计		
	测量值 / 分钟	r	Bias/ 分钟	95%CI/ 分钟	
PSG（N1+N2）	206.18 ± 56.18				
微动床垫型	197.64 ± 37.9	0.288	10.32	−25.80	46.44
脑电型	201.36 ± 46.03	0.709*	−1.14	−25.84	23.57
雷达型	298.15 ± 58.49	0.392	−91.97	−122.46	−61.49
体动 + 光电型	208.55 ± 39.5	0.708**	0.67	−19.07	20.40

注：** 表示与 PSG 之间的相关性，$P<0.01$；* 表示与 PSG 之间的相关性，$P<0.05$。

表 3-6 PSG 与便携式设备监测深睡眠时间的相关性和差异性的比较

设备	深睡眠时间		布兰德 - 阿尔特曼统计		
	测量值 / 分钟	r	Bias/ 分钟	95%CI/ 分钟	
PSG（N3）	120.26 ± 36.74				
微动床垫型	108.07 ± 33.07	−0.176	10.46	−19.96	40.88
脑电型	63.27 ± 18.25	0.332	88.00	68.33	107.66
雷达型	32.26 ± 18.81	0.028	53.18	29.12	77.23
体动 + 光电型	124.44 ± 33.96	−0.121	−2.72	−29.24	23.80

表 3-7 PSG 与便携式设备监测睡眠平均 REM 睡眠时间的相关性和差异性的比较

设备	REM 睡眠时间		布兰德 - 阿尔特曼统计		
	测量值 / 分钟	*r*	Bias/ 分钟	95%CI / 分钟	
PSG（R）	66.21 ± 27.96				
微动床垫型	100.85 ± 34.21	0.234	−31.39	−51.90	−10.88
雷达型	75.21 ± 37.6	−0.236	−9.00	−34.01	16.01
体动 + 光电型	95.44 ± 24.19	0.354	−29.75	−44.81	−14.69

PSG 与几种便携式睡眠监测设备监测睡眠呼吸相关结果的比较见表 3-8 至表 3-10。比较发现，AHI 监测结果与 PSG 一致性较高的设备是微动床垫型（r=0.694，P<0.01；Bias=-1.16 次 / 小时，95%CI: -2.29~-0.04 次 / 小时）。

表 3-8 PSG 与便携式设备监测 AHI 的相关性和差异性的比较

设备	AHI		布兰德 - 阿尔特曼统计		
	测量值 / 分钟	*r*	Bias/（次·小时$^{-1}$）	95%CI/（次·小时$^{-1}$）	
PSG（R）	2.06 ± 2.33				
微动床垫型	3.81 ± 2.49	0.694**	−1.16	−2.29	−0.04
雷达型	8.01 ± 11	0.326	−1.16	−11.00	−0.89

注：** 表示与 PSG 之间的相关性，P<0.01。

表 3-9 PSG 与便携式设备监测平均血氧饱和度的相关性和差异性的比较

设备	平均血氧饱和度		布兰德 - 阿尔特曼统计		
	测量值 /%	*r*	Bias/%	95%CI/%	
PSG（R）	96.26 ± 1.09				
脑电型	97.90 ± 0.30	0.025	−0.19	−1.12	0.74
雷达型	96.30 ± 1.60	0.132	−1.82	−2.66	−0.98

表 3-10　PSG 与便携式设备监测最低血氧饱和度的相关性和差异性的
比较

设备	最低血氧饱和度		布兰德 - 阿尔特曼统计		
	测量值	r	Bias/%	95%CI/%	
PSG（R）	85.22±9.28				
脑电型	88.09±9.61	−0.130	−5.00	−15.99	6.00
雷达型	86.37±8.06	0.022	−1.82	−2.66	−0.98

　　综合考虑便携式设备与 PSG 的一致性、操作便利性、数据传输特性，已有设备中相对较适用于运动员日常睡眠监测的设备是微动床垫型。其主要特点是具备可接受范围内的准确性，操作简便，运行稳定，对睡眠无干扰，数据可实时上传云端和共享，较适合在运动员宿舍及运动员外出训练比赛时进行纵向监测。此外，该设备的心率变异性分析模块具有应用于运动员状态评估的可能性。体动＋光电型表现也相对较好，可考虑应用于运动员居家训练等特殊场景。雷达型的睡眠监测模块的准确性相对较低，其附带的血氧戒指可以单独或与其他设备联合使用，用于对存在睡眠呼吸问题的运动员进行监测。上述设备对睡眠分期的测试准确度均存在不足，对于需要准确评估深睡眠、REM睡眠的应用场景（如课题研究），建议使用 PSG 设备。

三、睡眠监测在运动训练中的应用

　　睡眠监测是观察训练／比赛压力下运动员应激 - 恢复状况的重要窗口。纵向睡眠监测有助于对运动员的应激 - 恢复状况进行连续评估并对运动性疲劳做出早期诊断，从而更好地帮助运动员恢复，对保障训练效果、提升运动成绩和实现运动员可持续发展至关重要。

　　表 3-11 总结了运动员睡眠监测部分研究概况及其监测方法。从中可以看到，在实际应用研究中，受到研究场景和测试手段的限制，大部分研究采用的睡眠监测评估方法是 Actigraphy，只有少数研究使用

表 3-11　运动员睡眠监测部分研究概况及其监测方法

研究者	研究对象	年龄（岁）	运动项目	训练量（比赛量）（小时/周）	在床时间	睡眠潜伏期（分钟）	睡眠时间	觉醒时间	睡眠效率 %	睡眠监测方法
Sargent 等	10 M	15.6 ± 0.5	澳式橄榄球，足球，美式橄榄球		9:18* ± 0:54	18 ± 8	8:00 ± 0:42	1:04 ± 0:39	86.0 ± 5.0	PSG
Taylor 等	7 F	19.0 ± 2.0	游泳		7:50 ± 0:32	19 ± 4	7:31 ± 0:30	0:04 ± 0:06		PSG
Tuomilehto 等	23 M		冰球		8:59	18	6:55	0:54		PSG
Whitworth-Turner 等	12 M	19.0 ± 1.0	足球		9:00	25 ± 9	8:06 ± 0:33	0:12	93.0 ± 3.0	EEG
Caia 等	7 M	24.3 ± 2.1	橄榄球		8:00 ± 0:30	17 ± 8	6:54 ± 0:24		87.3 ± 3.0	Actigraphy
Caia 等	15 M	25.5 ± 3.7	橄榄球		8:35 ± 1:02	16 ± 18	7:31 ± 0:55		87.8 ± 3.8	Actigraphy
Carrigo 等	25 M	26.3 ± 4.7	足球		7:40 ± 0:42	24 ± 9	6:36 ± 0:45	0:30 ± 0:16	85.0 ± 5.0	Actigraphy
Dunican 等	9 M/F	18.9 ± 2.9	柔道				7:25 ± 0:07	0:06 ± 0:04	89.0 ± 6.0	Actigraphy
Eagles 等	10 M	24.3 ± 2.6	橄榄球			26 ± 36	7:41 ± 1:29		87.0 ± 2.0	Actigraphy
Knufinke 等	98 M/F	18.8 ± 3.0	公路自行车，铁人三项，山地自行车，手球，排球，足球	19.3 ± 5.1	8:32 ± 1:10	14 ± 16	7:50 ± 1:08	0:33 ± 0:17	88.5 ± 5.5	Actigraphy
Lastella 等	21 M	19.9 ± 1.7	自行车		9:12 ± 0:18	28 ± 14	7:24 ± 0:36		86.4 ± 0.4	Actigraphy
Leeder 等	46 M/F		皮划艇，潜水，赛艇，短跑，速度滑冰		8:36 ± 0:53	18 ± 17	6:55 ± 0:43	1:17 ± 0:31	80.6 ± 6.4	Actigraphy
Mah 等	11 M	19.4 ± 1.4	篮球				6:41 ± 1:02			Actigraphy
O'Donnell 等	26 F	23.0 ± 6.0	篮网球		9:05 ± 0:47	29 ± 16	7:16 ± 0:51		80.6 ± 6.5	Actigraphy
Pitchford 等	19 M	22.1 ± 3.5	澳式橄榄球		8:17 ± 0:32		6:59 ± 0:26	1:09 ± 0:30	84.7 ± 6.5	Actigraphy

续表

研究者	研究对象	年龄（岁）	运动项目	训练量（比赛量）（小时/周）	在床时间	睡眠潜伏期（分钟）	睡眠时间	觉醒时间	睡眠效率%	睡眠监测方法
Richmond 等	19 M	24.1 ± 3.3	澳式橄榄球				8:51 ± 0:06	0:42 ± 0:06	92.5 ± 1.3	Actigraphy
Robey 等	12 M	18.5 ± 1.4	足球			21 ± 11	7:13 ± 0:39	0:15 ± 0:11	89.4 ± 5.8	Actigraphy
Sargent 等	7 M/F	22.5 ± 1.7	游泳		7:42 ± 0:54	41 ± 43	5:24 ± 1:18		70.7 ± 15.1	Actigraphy
Sargent 等	70 M/F	20.3 ± 2.9	澳式橄榄球、篮球、山地自行车、竞走、公路自行车、游泳、铁人三项		8:18 ± 1:18		6:30 ± 1:24		85.6 ± 7.2	Actigraphy
Schaal 等	10 F	20.4 ± 0.4	花样游泳		8:32 ± 0:13	17 ± 2	7:13 ± 0:11		84.7 ± 1.3	Actigraphy
Shearer 等	28 M	24.4 ± 2.9	橄榄球		8:49 ± 0:49	34 ± 40	7:04 ± 1:01	1:05 ± 0:39	79.0 ± 9.2	Actigraphy
Suppiah 等	11 M	14.8 ± 0.9	羽毛球、保龄球		6:58	5 ± 8	6:07 ± 0:39	0:38 ± 0:16	80.9 ± 8.6	Actigraphy
Suppiah 等	29 M	14.7 ± 1.3	短跑、射击		6:45 ± 0:29		5:28 ± 0:33	1:15 ± 0:23	88.1 ± 4.2	Actigraphy
Thornton 等	31 M	24.5 ± 3.9	橄榄球		8:16 ± 1:13	21 ± 19	7:17 ± 01:07	0:42 ± 0:17	92.3 ± 3.0	Actigraphy
Thornton 等	14 M	26.1 ± 2.9	橄榄球		7:29 ± 1:21		6:55 ± 1:14	0:35 ± 0:16	82.3 ± 6.5	Actigraphy
Van Ryswyk 等	19 M	23.7 ± 2.0	澳式橄榄球		8:35 ± 0:48		7:07 ± 0:55		85.5 ± 5.7	Actigraphy
Miller 等	16 M		澳式橄榄球		8:29 ± 1:19	18 ± 22	6:49 ± 1:13	1:10 ± 0:33	85.5 ± 5.7	Actigraphy
Miller 等	7 M		足球		8:02 ± 2:11	10 ± 15	6:42 ± 2:00	0:57 ± 0:24	88.5 ± 4.2	Actigraphy
Miller 等	28 M		橄榄球		8:25 ± 1:41	9 ± 11	7:10 ± 1:34	0:56 ± 0:23		Actigraphy
Dumortier 等	26 F	15.4 ± 3.7	艺术体操	25.0-32.3	9:44 ± 0:42	28 ± 12	9:03 ± 0:46	0:05 ± 0:05	93.0 ± 3.7	睡眠日记
Fullagar 等	15 M	25.5 ± 4.9	足球			20 ± 17	8:32 ± 1:11		91.6 ± 3.7	睡眠日记
Fullagar 等	16 M	25.9 ± 7.5	足球			16 ± 7	8:44 ± 0:40	0:22 ± 0:39		睡眠日记
Knufinke 等	98 M/F	18.8 ± 3.0	公路自行车、铁人三项、山地自行车、手球、排球、足球	19.3 ± 5.1		20 ± 14	8:11 ± 0:44	0:13 ± 0:19		睡眠日记

引自：MATHIEU NEDELEC, ANIS ALOULOU, FRANÇOIS DUFOREZ, et al. The variability of sleep among elite athletes [J]. Sports Med Open, 2018, 4(1):34.

注：1. 表中研究对象栏中 M 代表男性，F 代表女性。

2. 表中数值用"平均值 ± 标准差"的形式呈现。

3. *9：18 表示 9 小时 18 分钟，余同。

PSG 和 EEG 等可相对精确地进行睡眠分期的监测手段；此外还有一部分研究未采用客观评估方法，仅使用睡眠日记等主观评估方法。随着睡眠监测设备和运动员专用睡眠评估问卷的日益发展和丰富，运动员睡眠监测评估方法的可用性和有效性有望逐步提升。

对以往运动员睡眠监测研究的荟萃分析表明，高水平运动员的睡眠问题存在显著的个性化和差异性，这可能与运动员的睡眠变量受到多种因素的影响有关。因此在进行运动员睡眠监测时，可能需要综合运用将客观评估与主观评估相结合的跨学科方法，通过多维度的指标来反映与运动员睡眠相关的多重内部和外部因素之间的相互作用。定性评估方法在运动员睡眠相关研究中应得到充分重视，因为此类方法有助于调查运动员为什么不能获得足够的睡眠以进行比赛和恢复。未来的研究应该结合定量和定性方法来调查运动员的睡眠时间以及文化和心理因素如何影响他们的睡眠。此外，在对优秀运动员进行睡眠研究时，不仅应该关注平均值等统计学层面的数据分析，还应重视对个体数据的分析与纵向评估。

Neil P. Walsh 等制定的 *Sleep and The Athlete: Narrative Review and 2021 Expert Consensus Recommendations* 针对运动员的睡眠优化和管理，将睡眠科普宣传和教育、主观评估（问卷筛查）、客观评估（睡眠监测）有机结合，建议通过睡眠问卷进行初步的睡眠问题筛查，筛选出可能存在睡眠问题的运动员，再通过睡眠监测等客观评估手段进一步确定睡眠问题及相应的干预策略。运动员睡眠优化与管理流程见图 3-1。

步骤 1，首先对运动员进行睡眠科普宣传和教育，可采取讲座、交流、宣传材料等多种形式，并根据训练周期安排和特点进行多次睡眠科普宣传和教育活动。

步骤 2，通过问卷进行运动员睡眠问题筛查，可在赛季前和赛季后分别进行两次问卷评估，并在赛季中根据需要进行。可采用运动员专用睡眠问卷，如 ASSQ，该问卷已经通过相关验证，可用于筛查存在睡

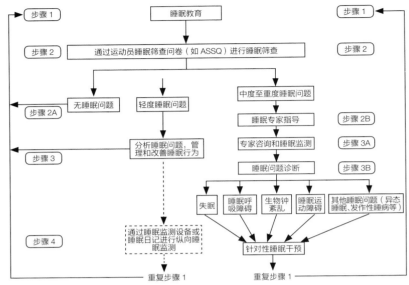

图 3-1　运动员睡眠优化与管理流程

引自：NEIL P WALSH, SHONA L HALSON, CHARLI SARGENT, et al. Sleep and the athlete: narrative review and 2021 expert consensus recommendations [J]. Br J Sports Med, 2021, 55: 356-368.

眠问题、需要睡眠专家进一步帮助的运动员。选择的问卷应该有助于科研人员通过有效的分界点来识别有睡眠问题的运动员，如 ASSQ 将运动员睡眠问题分为无、轻度、中度和重度。步骤 2A，没有睡眠问题的运动员可回到步骤 1 来确定应该关注哪些方面。存在中度至重度睡眠问题的运动员可进入步骤 2B，由睡眠专家进行进一步的咨询与评估。

步骤 3，根据运动员的睡眠不足和 / 或不良睡眠习惯，确定睡眠改善和优化策略。运动员睡眠行为问卷有助于确定睡眠行为问题，并已在运动员群体中得到验证。对于有中度至重度睡眠问题的运动员，需要谨慎处理和尽可能做出准确的诊断。步骤 3A，理想情况下，有中度至重度临床睡眠问题的运动员应该向运动睡眠专家和睡眠医学专家进行咨询和 / 或寻求治疗。步骤 3B 确诊睡眠问题后，采取相应的治疗方法，以帮助运动员优化睡眠。

步骤4，对于有轻度睡眠问题的运动员，可以通过睡眠日记或睡眠监测进行纵向睡眠跟踪和评估，以帮助运动员改善睡眠行为。科研人员应具备正确解读睡眠数据的能力，并理解睡眠日记或睡眠监测的局限性，在必要时可通过 PSG 对睡眠日记或睡眠监测设备进行验证。

四、运动员睡眠监测应用实例——便携式低负荷睡眠监测设备在优秀男子柔道运动员睡眠问题评估中的应用

（一）研究概况

综合运用主观评估方法（睡眠问卷调查）与客观评估方法（便携式睡眠监测设备），对优秀男子柔道运动员的睡眠问题进行分析。研究对象是 16 名男子柔道队一线运动员（平均年龄 20.61 ± 2.57 岁，身高 173.56 ± 4.61cm，体重 75.58 ± 11.31kg）。首先进行运动员睡眠问卷调查。在此基础上，根据问卷调查的结果筛选存在睡眠问题的运动员（6人），应用对睡眠干扰较小、测试操作简易的便携式低负荷睡眠监测设备进行睡眠监测，并结合血液指标，综合分析柔道运动员睡眠状况及可能存在的睡眠问题，为睡眠干预和运动员科学睡眠教育提供依据。

运动员睡眠问卷。采用赵国明等研发的运动员睡眠状况调查问卷（共包含 32 道题目），评估运动员在日常和赛前的各种睡眠主诉，包括入睡困难、睡眠维持困难、主观睡眠质量、睡后恢复、日间功能、睡眠量、睡眠习惯、日间小睡/小睡、打鼾。采用 1~5 分制评分（1= 主诉轻或者不经常发生，5= 问题发生非常频繁或者严重）。睡眠时间计分采用 PSQI。运动员通过自我报告的方式对问卷进行作答。根据问卷调查的结果，筛选睡眠状况相对较差的 6 名运动员进行睡眠监测。

睡眠监测设备。采用便携式低负荷睡眠监测设备（基于微动传感器的枕下式睡眠监测仪，该设备操作简便、可自动进行云端数据传输，较为适合在运动员宿舍进行日常监测）对 6 名运动员进行为期 1 周的睡眠监测。

血液指标测试。早晨 7 点至 8 点抽取运动员静脉血，让血液离心机以 4000rpm 的转速转动 10 分钟，取上层血清，-80℃ 低温冰箱保存待测。筛选可能与柔道运动员睡眠相关的血液指标（皮质醇、褪黑素、瘦素、胃促生长素、促食欲素）进行测定。皮质醇：采用 Beckman ACCESS® 2 全自动化学发光免疫分析仪测定，检测试剂由美国 Beckman 公司生产。褪黑素、瘦素、胃促生长素、促食欲素：酶联免疫法，采用 MULTISKAN MK3 全自动多功能酶标仪测定，ELISA 试剂盒为武汉伊莱瑞特生物科技有限公司生产。

数据分析。采用 SPSS 24.0 软件对相关数据进行描述统计、正态分布检验、pearson 相关性分析。采用 Bland-Altman 一致性检验分析设备与参照标准之间是否具有系统误差。相关性标准：相关系数为 0.8~1.0 表示极强相关、0.6~0.8 表示强相关、0.4~0.6 表示中等程度相关、0.2~0.4 表示弱相关、0.0~0.2 表示极弱相关或无相关。以 $P<0.05$ 为标准，有统计学意义。

（二）研究结果与讨论

1. 睡眠监测结果

采用便携式睡眠监测设备对经问卷筛选的 6 名主观睡眠评估状况相对较差的男子柔道运动员进行为期 1 周的日常睡眠状况监测。监测结果见表 3-12。

从表 3-12 可以看到，主观睡眠评估状况相对较差的 6 名男子柔道运动员的夜间睡眠时间为 326.76 ± 45.95 分钟，即平均不到 5 个半小时，每晚平均睡眠周期仅为 3.13 ± 0.88 个。通过分析这些运动员的睡眠监测数据，发现存在夜间上床时间（平均 23:45）和入睡时间（平均 0:49）偏晚的问题。上床至入睡的时间（睡眠潜伏期）相对较久，达到 62.83 ± 50.75 分钟，很可能与睡前使用手机等电子设备有关。通过睡眠监测观察到的运动员实际上床和入睡时间（平均 23:45 上床，0:49 入睡）

往往晚于其通过问卷报告的时间（22:00—23:00），夜间实际睡眠时间（326.76 ± 45.95 分钟）也明显短于其主观报告的睡眠时间（421.66 ± 24.01 分钟）。

表 3-12 主观睡眠评估状况相对较差的男子柔道运动员的日常睡眠监测结果

指标	最小值	最大值	平均值	标准差
夜间睡眠时间 / 分钟	265.33	380.50	326.76	45.95
浅睡眠 / 分钟	137.33	189.00	172.26	18.68
深睡眠 / 分钟	54.25	91.00	73.06	13.87
REM 睡眠时间 / 分钟	42.00	102.25	62.33	23.06
浅睡眠比例	48.00%	59.75%	52.85%	4.58%
深睡眠比例	16.00%	29.33%	22.60%	5.13%
REM 睡眠比例	15.00%	27.00%	18.90%	4.42%
睡眠潜伏期 / 分钟	1.00	149.00	62.83	50.75
睡眠周期 / 个	2.00	4.50	3.13	0.88
体动次数 / 次	141.00	331.50	239.24	74.59
基准心率 /（次·分钟$^{-1}$）	43.33	58.00	50.51	6.22
平均心率 /（次·分钟$^{-1}$）	46.33	61.00	52.47	5.97
基准呼吸 /（次·分钟$^{-1}$）	13.25	16.00	14.74	1.10
呼吸暂停次数 /（次·分钟$^{-1}$）	6.50	16.50	10.79	3.57
AHI /（次·小时$^{-1}$）	2.50	5.85	3.97	1.35
日间小睡时间 / 分钟	0.00	122.67	62.94	51.87
日均总睡眠时间 / 分钟	329.33	450.00	376.60	50.28

在入睡时间偏晚的同时，由于需要出早操，早晨的实际平均清醒时间为 5:59，平均起床时间为 6:24，夜间睡眠时间相对不足。因此运动员常会在早餐后和 / 或午餐后补觉，日均约 1 小时（日间小睡时间 62.94 ± 51.87 分钟）。但即使加上白天补充的睡眠，日均总睡眠时间也仅达到 376.60 ± 50.28 分钟，不到 6 个半小时，低于推荐的理想睡眠时间。

此外，通过分析运动员日间小睡的监测结果发现，日间小睡平均时间 62.94 ± 51.87 分钟，单次睡眠时间大多不超过 60 分钟，通常不足以完成一个完整的睡眠周期，因此日间小睡的睡眠结构以浅睡眠为主，深睡眠和 REM 睡眠的比例明显低于夜间睡眠。这意味着，当运动员通过白天小睡来弥补夜间睡眠不足的问题时，尽管会在睡眠时长上有所弥补，但深睡眠和 REM 睡眠时间会相对较少。由于深睡眠和 REM 睡眠对运动后恢复和认知能力有重要影响，因此白天小睡可能不足以完全抵消夜间睡眠不足对恢复和认知能力造成的不利影响。

2. 主观与客观睡眠评估的相关性

通过对运动员睡眠问卷与睡眠监测的各项指标进行相关性分析，可以发现一些值得关注的现象。由于纳入相关性分析的指标数量较多，因此下面挑选其中相对有意义的指标进行分析。

深睡眠时间与日间小睡时间（r=-0.873，$P<0.05$）、夜间上床至入睡的时间（睡眠潜伏期）（r=-0.841，$P<0.05$）负相关。深睡眠比例与日均总睡眠时间（r=-0.910，$P<0.05$）、早晨醒来时间（r=-0.890，$P<0.05$）、早上醒来后的困倦感（r=-0.879，$P<0.05$）负相关。当运动员夜间睡眠不足而通过日间小睡补充睡眠时，无法使深睡眠时间和比例得到真正的改善；深睡眠比例越低，运动员早上醒来后的困倦感越强。

REM 睡眠时间与夜间睡眠时间正相关（r=0.869，$P<0.05$）。REM 睡眠比例与白天训练中困倦或瞌睡评分负相关（r=-0.898，$P<0.05$）。夜间睡眠不足会使 REM 睡眠时间相应缩短；REM 睡眠比例降低时，运动员白天训练中困倦或瞌睡现象可能增加。

睡眠监测仪记录的上床时间和入睡时间与白天训练中注意力涣散、反应迟钝存在显著性相关；上床至入睡间隔的时间与睡眠平均心率正相关（r=0.819，$P<0.05$）、与深睡眠时间负相关（r=-0.841，$P<0.05$）。当夜间上床和入睡过晚，上床至入睡间隔时间过长（如上床后使用电子产品），可能导致深睡眠时间相对不足，对恢复产生不利影响。

此外，AHI 与体动次数正相关（$r=0.942$，$P<0.01$）。当运动员存在呼吸睡眠障碍时，可能影响睡眠质量。

3. 部分血液指标与主观和客观睡眠指标的相关性

本研究中男子柔道运动员的血液指标检测结果见表 3-13。

表 3-13　男子柔道运动员的血液指标检测结果

指标	全体运动员	问卷筛选运动员	其余运动员
年龄 / 岁	20.61 ± 2.56	19.66 ± 2.33	21.08 ± 2.64
身高 /cm	173.55 ± 4.61	173.00 ± 3.28	173.83 ± 5.27
体重 /kg	75.58 ± 11.31	75.63 ± 11.68	75.56 ± 11.65
睾酮（ng/mL）	567.79 ± 107.94	556.08 ± 115.16	573.64 ± 108.93
皮质醇（μg/dL）	16.63 ± 3.13	15.83 ± 2.58	17.03 ± 3.4
睾酮 / 皮质醇	44.3 ± 12.52	45.78 ± 14.39	43.57 ± 12.1
褪黑素（pg/mL）	59.1 ± 32.45	61.22 ± 31.67	58.05 ± 34.18
瘦素（pg/mL）	567.04 ± 712.89	543.59 ± 679.01	578.76 ± 758.55
胃促生长素（ng/mL）	0.77 ± 0.48	0.8 ± 0.43	0.76 ± 0.52
促食欲素（pg/mL）	339.44 ± 256.86	324.89 ± 145.26	346.72 ± 303.65

本研究中男子柔道运动员的血液指标与睡眠问卷和睡眠监测的各项指标相关性分析结果显示，褪黑素与运动员主 / 客观睡眠指标未表现出显著的相关性。褪黑素是与睡眠直接相关的激素，具有显著的昼夜节律性，峰值出现在夜间，但对于一线运动员而言夜间采血较难进行。有临床研究在对病人的睡眠质量进行分析时发现，早晨采集的血液样本中，褪黑素水平可能与睡眠情况存在关联。本研究的血液样本采集于早上 7 点至 8 点，从具体测试情况来看，该指标的个体差异和时间、季节波动性均较大，测试方法仍有待进一步筛选和完善，其与运动员睡眠的关系尚有待进一步监测和分析。此外，采用唾液褪黑素等无创指标进行睡前和日间多点采样，可能是较有应用价值的方向。

此外，相关性分析显示皮质醇与运动员 REM 睡眠比例存在负相关关系（$r=-0.899$，$P<0.05$）。当训练应激引起运动员皮质醇升高时，可能与

REM 睡眠比例下降存在关联。下丘脑 - 垂体 - 肾上腺轴（HPA）会对睡眠和代谢产生影响，HPA 的激活与睡眠不足和代谢紊乱可能存在关联。

本研究在进行相关性分析时，还发现瘦素与睡眠问卷日常训练睡眠时间（$r=0.810$，$P<0.05$）、赛前训练睡眠时间（$r=0.478$，$P<0.05$）存在正相关关系。瘦素与睡眠的关联性与柔道运动员的减控重特点有关。以往的研究发现，在柔道运动员控重过程中瘦素会出现较显著波动，控重幅度越大，瘦素水平越低。而瘦素作为重要的食欲相关激素，其水平过低时会导致食欲升高，并对睡眠产生负面影响。上述相关性分析的结果提示，柔道等减控重项目运动员的体重控制引起的瘦素水平改变可能对睡眠产生影响，当控重引起瘦素水平显著降低时，可能对睡眠造成负面影响。

（三）结论与建议

通过综合运用主观评估与客观评估方法，对男子柔道运动员的睡眠问题进行分析，主要有以下几方面发现。

首先，部分运动员睡眠时间存在不足。本研究选取男子柔道队一线运动员中主观睡眠评估状况相对较差的运动员进行了客观睡眠监测与评估，发现其存在夜间睡眠时间偏短（326.76 ± 45.95 分钟）、每晚平均睡眠周期偏少（3.13 ± 0.88 个）的问题。其主要原因在于夜间上床时间（平均 23:45）和入睡时间（平均 0:49）偏晚，上床至入睡的时间（睡眠潜伏期）较长（62.83 ± 50.75 分钟），可能与睡前过多使用手机等电子设备有关。通过睡眠监测观察到的运动员实际上床和入睡时间（平均 23:45 上床，0:49 入睡）往往晚于其通过问卷报告的时间（22:00—23:00），夜间实际睡眠时间（326.76 ± 45.94 分钟）也明显短于其主观报告的睡眠时间（421.66 ± 24.01 分钟）。当存在睡眠问题的运动员在进行主观睡眠评估时，可能倾向于高估其睡眠时间，因此有必要将便携式睡眠监测设备引入运动员日常监测，帮助运动员、教练员和科研人员更客观、真实地评估运动员的睡眠情况。

其次，运动员会通过日间小睡补充睡眠，但仍存在不足。由于入睡时间偏晚和需要出早操，夜间睡眠时间相对不足，因此运动员会通过日间小睡（平均时长 62.94 ± 51.87 分钟）补充睡眠，但其日均总睡眠时间（376.60 ± 50.28 分钟）仍短于运动员的推荐睡眠时间。此外，监测结果显示运动员单次日间小睡时间大多不超过 60 分钟，通常不足以完成一个完整的睡眠周期，因此日间小睡的睡眠结构以浅睡眠为主，深睡眠和 REM 睡眠的比例明显低于夜间睡眠。这意味着，当运动员通过白天小睡来弥补夜间睡眠不足的问题时，尽管会在睡眠时长上有所弥补，但深睡眠和 REM 睡眠时间会相对较少。由于深睡眠和 REM 睡眠对运动后恢复和认知能力有重要影响，因此白天小睡可能不足以完全抵消夜间睡眠不足对恢复和认知能力造成的不利影响。

最后，通过对运动员睡眠问卷与睡眠监测的各项指标进行相关性分析，发现了一些值得关注的现象。

（1）与运动恢复密切相关的深睡眠：深睡眠时间与日间小睡时间（$r=-0.873$，$P<0.05$）、夜间上床至入睡的时间（睡眠潜伏期）（$r=-0.841$，$P<0.05$）负相关。深睡眠比例与日均总睡眠时间（$r=-0.910$，$P<0.05$）、早晨醒来时间（$r=-0.890$，$P<0.05$）、早上醒来后的困倦感（$r=-0.879$，$P<0.05$）负相关。运动员上床时间和入睡时间过晚与白天训练中注意力涣散、反应迟钝存在显著性相关；上床至入睡间隔时间过长与睡眠平均心率正相关（$r=0.819$，$P<0.05$）。当夜间上床和入睡过晚，上床至入睡间隔时间过长（如上床后使用电子产品），可能导致深睡眠相对不足，对恢复产生不利影响；当运动员夜间睡眠不足而通过日间小睡补充睡眠时，可能无法使深睡眠时间和比例得到真正的改善；深睡眠比例越低，运动员早上醒来后的困倦感越强。改善运动员睡眠和恢复需要重点关注夜间睡眠时间和质量。

（2）与认知功能密切相关的 REM 睡眠：REM 睡眠时间与夜间睡眠时间正相关（$r=0.869$，$P<0.05$）。REM 睡眠比例与白天训练中困倦或瞌睡评分负相关（$r=-0.898$，$P<0.05$）。运动员夜间睡眠不足会使 REM 睡眠时间相应减少，REM 睡眠比例降低可能会使运动员在白天训练中的困倦或瞌睡程度增加。

（3）皮质醇与运动员 REM 睡眠：皮质醇与运动员 REM 睡眠比例负相关（$r=-0.899$，$P<0.05$）。当训练应激引起柔道运动员皮质醇升高时，可能与 REM 睡眠比例下降存在关联。此外，对于柔道等减控重项目运动员，瘦素等食欲相关激素可能对睡眠产生影响，柔道运动员瘦素与主观睡眠时间（$r=0.810$，$P<0.05$）正相关。当控重引起瘦素水平显著降低时，可能对睡眠造成负面影响。

本章小结

睡眠状况是运动员应激 - 恢复反应的重要方面，通过睡眠监测能够获得丰富数据用于运动员应激 - 恢复状况和机能状态评估。研究显示，运动员睡眠不足问题普遍存在，改善睡眠（延长睡眠时间、提高睡眠质量）能够提升运动表现。便携式、可穿戴设备的发展，使得对运动员睡眠进行长期跟踪监测成为可能，通过在训练周期中进行睡眠监测获得大量纵向数据（如睡眠时间、深睡眠 /REM 睡眠的时间 / 比例、睡眠期间的基础心率、心率变异性、血氧饱和度等），能够为运动员应激 - 恢复状态评估提供丰富信息，将运动员机能评定、训练监控体系提升至更高水平。因此，运动员睡眠数据化可为睡眠管理和恢复干预提供有力抓手，有助于更好地实现运动表现的提升。

参考资料

[1] MEIR H. KRYGER, THOMAS ROTH, WILLIAMC. 睡眠医学理论与实践（第

4 版）[M]. 张秀华，韩芳，张悦，等译．北京：人民卫生出版社，2010.

[2] 张熙．军事睡眠医学 [M]. 北京：科学出版社，2019.

[3] 中国睡眠研究会．中国睡眠障碍诊断和治疗指南 [M]. 北京：人民卫生出版社，2016.

[4] 张斌．中国睡眠研究会继续教育培训教程：睡眠医学新进展 [M]. 北京：人民卫生出版社，2018.

[5] 陆姣姣，邱俊．运动员睡眠评价方法的应用研究进展 [J]. 体育科研，2020，41(5):83-92.

[6] 刘书强，赵德峰，邱俊，等．运动员睡眠状况的评估及干预方法研究现状 [J]. 体育科研，2021，42(2):48-54.

[7] 谈晨皓，安燕，陆姣姣，等．中文版运动员睡眠筛查问卷的修订与检验 [J]. 体育科研，2021，42(3):68-73.

[8] 赵国明，刘勇，裴怡然，等．北京市运动员睡眠状况调查研究 [R]. 北京：北京市体育科学研究所，2019.

[9] 裴怡然，刘勇，赵之光，等．便携式低负荷睡眠监测设备在优秀男子柔道运动员睡眠问题评估中的应用 [G]. // 中国体育科学学会．第十二届全国体育科学大会论文摘要汇编——专题报告（运动生理生化分会）．北京：中国体育科学学会，2022.

[10] 温永飞，常远，许力月，等．Ⅲ型便携式睡眠呼吸监测仪对阻塞性睡眠呼吸暂停患者的诊断价值 [J]. 中华医学杂志,2019,38: 2994-2999.

[11] 赵国明，刘勇，崔书强，等．体能主导与技能主导类项群运动员睡眠特征与差异 [G] // 中国体育科学学会．第十二届全国体育科学大会论文摘要汇编——专题报告（运动心理学分会）．北京：中国体育科学学会，2022.

[12] 俞梦孙，杨军，张宏金，等．床垫式低负荷睡眠检测技术的临床应用 [J]. 实用诊断与治疗杂志，2004, 06: 469-471.

[13] 豪斯沃斯，姆吉卡．运动恢复 [M]. 北京：人民体育出版社，2019.

[14] HOF ZUM BERGE A, KELLMANN M, KALLWEIT U, et al. Portable PSG for sleep stage monitoring in sports: assessment of somnowatch plus EEG [J]. Eur J Sport Sci, 2020, 20(6): 713-721.

[15] LASTELLA M, ROACH GD, HALSON SL, et al. The chronotype of elite athletes [J]. J Hum Kinet, 2016, 54: 219-225.

[16] LEEDER J, GLAISTER M, PIZZOFERRO K, et al. Sleep duration and quality in elite athletes measured using wristwatch actigraphy [J]. J Sports Sci, 2012, 30: 541-545.

[17] EMSELLEM HA, MURTAGH KE. Sleep apnea and sports performance [J]. Clin Sports Med, 2005, 24: 329-341.

[18] HALSON SL. Stealing sleep: is sport or Society to blame? [J] Br J Sports Med, 2016, 50: 381.

[19] NEDELEC M, ALOULOU A, DUFOREZ F, et al. The variability of sleep among elite athletes [J]. Sports Med Open, 2018, 4: 34.

[20] DUMORTIER J, MARIMAN A, BOONE J, et al. Sleep, training load and performance in elite female gymnasts [J]. Eur J Sport Sci, 2018, 18: 151-161.

[21] HAUSSWIRTH C, LOUIS J, AUBRY A, et al. Evidence of disturbed sleep and increased illness in overreached endurance athletes [J]. Med Sci Sports Exerc, 2014, 46: 1036-1045.

[22] LEEDER J, GLAISTER M, PIZZOFERRO K, et al. Sleep duration and quality in elite athletes measured using wristwatch actigraphy [J]. J Sports Sci, 2012, 30(6): 541-545.

[23] HAUSSWIRTH C, LOUIS J, AUBRY A, et al. Evidence of disturbed sleep patterns and increased illness in functionally overreached endurance athletes [J]. Med Sci Sports Exerc, 2014, 46: 1036-1045.

[24] WALL S, MATTACOLA C, SWANIK C, et al. Sleep efficiency and overreaching in swimmers [J]. J Sport Rehabil, 2003, 12: 1-12.

[25] LASTELLA M, VINCENT GE, DUFFIELD R, et al. Can sleep be used as an indicator of overreaching and overtraining in athletes? [J]. Front Physiol, 2018, 9: 1-4.

[26] MASTIN DF, BRYSON J, CORWYN R. Assessment of sleep hygiene using the sleep hygiene index [J]. J Behav Med, 2006, 29: 223-227.

[27] JOHNS MW. A new method for measuring daytime sleepiness: the epworth sleepiness scale [J]. Sleep, 1991, 14: 540-545.

[28] SAMUELS C, JAMES L, LAWSON D, et al. The athlete sleep screening questionnaire: a new tool for assessing and managing sleep in elite athletes [J]. Br J Sports Med, 2016, 50: 418-422.

[29] DRILLER MW, MAH CD, HALSON SL. Development of the athlete sleep behavior questionnaire: a tool for identifying maladaptive sleep practices in elite athletes [J]. Sleep Sci, 2018, 11: 37-44.

[30] NEIL P WALSH, SHONA L HALSON, CHARLI SARGENT, et al. Sleep and the athlete: narrative review and 2021 expert consensus recommendations [J]. Br

J Sports Med, 2021, 55: 356-368.

[31] SHONA L HALSON, LAURA E JULIFF. Sleep, sport, and the brain [J]. Prog Brain Res, 2017, 234: 13-31.

[32] SARAH KÖLLING, ROB DUFFIELD, DANIEL ERLACHER, et al. Sleep-related issues for recovery and performance in athletes [J]. International Journal of Sports Physiology and Performance, 2019, 14: 144-148.

[33] LUCIANA BESEDOVSKY, TANJA LANGE, MONIKA HAACK. The sleep-immune crosstalk in health and disease [J]. Physiol Rev, 2019, 99(3): 1325-1380.

[34] RÓNÁN DOHERTY, SHARON MADIGAN, GILES WARRINGTON, et al. Sleep and nutrition interactions: implications for athletes [J]. Nutrients, 2019, 11(4): 822.

[35] MATHIEU NEDELEC, ANIS ALOULOU, FRANÇOIS DUFOREZ, et al. The variability of sleep among elite athletes [J]. Sports Med Open, 2018, 4(1):34.

[36] MATTHEW W DRILLER, IAN C DUNICAN, SHAUNI E T OMOND, et al. Pyjamas, polysomnography and professional athletes: the role of sleep tracking technology in sport [J]. Sports (Basel), 2023, 11(1): 14.

[37] JESSE D COOK, JONATHAN CHAREST. Sleep and performance in professional athletes [J]. Curr Sleep Med Rep, 2023, 9(1):56-81.

[38] TAN C H, WANG J H, CAO G H, et al. Reliability and validity of the Chinese version of the Athens insomnia scale for non-clinical application in Chinese athletes [J]. Front Psychol, 2023,14:1-13.

[39] TAN C H, LU J J, WANG J H, et al. Chronotype characteristics of professional athletes in China: a comprehensive descriptive study [J]. J Physiol Anthropol, 2023, 42(1): 26.

第四章

运动员常见睡眠干预手段及应用*

睡眠是最好的恢复方式，良好的睡眠是运动员保障训练质量、提高竞技能力的重要基础。然而面临比赛的压力、高负荷训练引起的疲劳等因素均会影响运动员的睡眠质量，甚至使其出现失眠等情况，因此如何提高运动员睡眠质量成为运动员、教练员以及科研人员关心的问题。本章将从睡眠卫生、改善睡眠的物理干预手段、芳香疗法、改善睡眠的营养策略以及药物治疗等方面，结合北京市体育科学研究所近年来开展的相关工作，对运动员睡眠干预手段进行介绍。

第一节　睡眠卫生

　　睡眠卫生策略是促进最佳睡眠的一种解决方案。具体来说，睡眠卫生涉及以最佳行为和环境睡眠方式为代表的习惯实践，来改善睡眠量和质量。此类行为包括：维持正常的睡眠—觉醒周期；减少压力和唤醒次数；睡前避免摄入咖啡因；睡在凉爽、黑暗、安静的卧室里等。通常通过教育，睡眠卫生策略可以为希望改善睡眠的个人提供一种简单、容易获得且价格低廉的睡眠改善方法。但是，睡眠卫生策略的实

---

* 本章涉及的统计学参数：样本量 N、平均值 M、标准差 SD、方差分析统计量 F、统计显著性 P。

证支持仍然不一致，睡眠卫生在临床人群中的有用性似乎有限。尽管如此，睡眠卫生策略可能有助于非临床人群（包括运动员）的睡眠。研究表明，急性睡眠卫生干预能够增加竞技运动员的睡眠量。事实上，一次 60 分钟的睡眠卫生教育可帮助睡眠时间增加 22.3 ± 39.9 分钟，同时减少觉醒次数和觉醒持续时间。然而，随着时间的推移，这种睡眠变化是否会持续，目前尚不清楚。最近，25 名澳大利亚职业足球运动员参加了一项旨在改善睡眠量和质量的睡眠教育计划，研究发现睡眠教育显著改善了他们自我报告的睡眠时间、睡眠效率、疲劳和活力。对于运动员群体来说，尤其是在漫长的赛季中或赛前阶段，睡眠卫生策略对改善和提升运动员的睡眠质量可能很有价值。因此，采取良好的睡眠卫生策略，养成良好的睡眠卫生习惯，对提高运动员的睡眠质量、促进机体恢复有重要意义。

一、睡眠环境

在一个舒适的睡眠环境中睡觉，能够让人更快入睡，提高睡眠质量。如果睡眠环境不好，人们容易受到外界因素的影响而使自己的睡眠出现问题，这也是解决失眠问题需要考虑的因素之一。要创造一个适宜的睡眠环境，至少应该考虑以下几个方面。

（1）安静。

想要解决失眠问题，安静的睡眠环境是必需的。如果所居住的环境噪声非常大，在噪声的影响下，人们会心烦意乱，难以入睡。适宜的睡眠环境声音应控制在 40 分贝以下，包括隐形噪声。

（2）灯光。

正常情况下，关灯以后，应该完全处于黑暗的环境，这有助于体内褪黑素分泌，让人进入深睡眠状态。如果所处的睡眠环境受到光污染的影响，比如室外强烈闪烁的广告灯管，或者有非常亮的大灯照射，这些溢出的光线就会影响人体褪黑素的分泌，不仅让人难以入睡，还会使睡眠质量变得很差。如果受到光污染的影响，可以安装遮光效果好的窗帘，平日里睡觉尽可能不开睡眠灯，保持全黑的睡眠环境。

足球运动员在体育场内和赛后都会暴露在明亮的灯光下（例如，机场灯光、飞机灯光和电子泛光媒体设备屏幕的灯光等），这可能会影响睡眠。在关于夜间比赛后睡眠习惯的调查中，79%（N=15）的运动员称在睡觉前使用过电子设备（如电视、计算机 / 笔记本电脑、智能手机）。光能够抑制褪黑素的分泌，进而可能影响睡眠。褪黑素（N-乙酰基 -5 甲氧基色胺）来源于色氨酸，主要由松果体产生；它在将时间信息从生物钟传输到位于大多数人类细胞中的外围振荡器中起着重要作用。关于光波长对睡眠的影响的研究发现，短波长光（例如蓝色470 nm 和绿色 525 nm）可导致夜间褪黑素分泌减弱，褪黑素节律改变，核心体温和心率下降的效应减弱；红光（660nm）对褪黑素分泌没有影响，只是略微缩短了褪黑素在昏暗光线下开始分泌的时间。利用光线的睡眠卫生最佳策略是利用好入睡之前和睡眠期间自然环境光—夜间暗光的循环。

想要解决自己的失眠问题，在卧室里一定不要选择大面积的黄色，不要选择红色或者橙色，不要选择荧光色，也不要选择那些自己讨厌的颜色。最好能够选择暖色系，选择比较柔和的颜色，这种颜色能够让人身心放松，心情变好，提高睡眠质量。

（3）干净。

如果卧室非常杂乱，卫生条件堪忧，在这种环境下入睡会浑身不舒服。环境卫生不好，会影响人的心情，让人变得很焦躁，这种不良情绪也是导致失眠的因素。想要让自己睡得舒服一点、克服失眠的问题，就要把卧室卫生搞好。保持卧室干净卫生，及时更换床上的四件套。盖着有阳光味道的被子，整个人都会放松下来。

（4）温度。

温度过热或者过冷都会让人无法好好入睡，所以一定要将室温调整为适合睡觉的温度。科学研究表明，人在 24℃左右的室温中最容易进入睡眠状态。如果你最近被失眠折磨得不行，把空调开到这个温度，看能不能解决。

二、压力管理

精英足球运动员在试图睡觉时可能会因训练、比赛和 / 或运动以外的生活因素而感到压力。过度的压力会导致严重的情绪反应，降低睡眠质量，阻碍恢复过程。Stults Kolehmainen 等人证明，高应激水平（生活事件压力和感知压力）导致高负荷运动后 4 天内身体恢复得差。因此，在压力过大的情况下，使用压力管理技术来促进睡眠和恢复是非常可取的。压力管理是对自身感受到的威胁或挑战做出的适应性反应，以积极应对为手段，以缓释压力、防止压力达到破坏性程度为目的，对个人进行的调节、疏导和控制的一种多元开放的管理方式。压力管理可显著减轻患者术后心理危机，还可调节应对方式，改善睡眠质量，提高生活质量及护理服务满意度。

三、睡眠习惯

不同的睡眠方式对机体恢复的影响是不一样的。

早睡早起：晚上很早便卧床，23 时左右入睡，第二天早上大约六时便自然清醒。这种睡眠方式下的循环通常有一定的规律，充分的睡眠时间可以使身体彻底地得到休息。

晚睡早起：有的人习惯了晚睡，或者因工作或娱乐的缘故，睡觉的时间比较迟，身体相当疲倦，所以较易入睡，一旦入睡便很快进入深度睡眠状态，可以使身体彻底地得到休息。

早睡晚起：与早睡早起相同之处就是很早就寝，但睡眠质量不是很高。尽管身体已经躺在床上，却很难入睡，这正是处于浅度睡眠及很难进入深度睡眠的典型表现。熟睡的时间较短，不能获得充分的放松及休息，需要更多睡眠，补充深度睡眠之不足。由于睡眠时间长，起床时间较晚。

晚睡晚起：不到凌晨二、三时不睡觉，日间最迟要过了中午才起床。因为休息时间紊乱，起床后精神许久不好，思维混乱、做事提不起劲，活动能力亦弱。这种睡眠模式的人，多数有睡眠不足的感觉，上午会感到头脑不清醒，下午稍好转，要到黄昏左右，情况才会好转。

每个人的睡前习惯各有不同，一般而言，睡前清洁是必要的。睡前清洁包括自身的清洁及睡眠环境的清洁两个方面。自身的清洁包括卸妆、洗澡、清理分泌物、刷牙漱口及排便等。夜尿是中断睡眠、影响睡眠质量的原因之一，所以睡前大小便是有必要的，若有便意就需要处理。鼻腔分泌物容易造成呼吸不畅而影响睡眠，所以清理鼻腔等呼吸道的分泌物也是有必要的。定期睡前洗澡可以去除污垢、油腻、汗液，改善体感，有助于躯体放松，还有助于保持床的洁净，从而有助于睡眠。

睡眠环境的清洁也是必要的，如清扫床褥表面的粉尘、异物，清理整理卧室杂物。整洁的卧室会让睡眠者的心情更为放松，有利于睡眠。睡前卧室通风可以改善空气质量，关闭门窗和拉窗帘可以减少外环境的噪声和光线影响，营造一个安全而隐私的睡眠环境。通过空调、暖气、风扇等调节室温，通过抽湿或加湿器来调节室内湿度，保持卧室适宜的温度和湿度，可以改善体感，利于睡眠。

四、运动影响睡眠

随着生活压力日益增大，越来越多的人出现失眠，因此运动助眠值得重点关注。美国睡眠医学会的调查显示，经常参加运动的人比不运动的人入睡更快、睡得更深、睡眠时间更长，白天也很少有疲劳感。美国西北大学的研究人员曾对 23 名 55 岁以上的睡眠状况不佳者进行了一项研究，研究人员将研究对象随机分为两组，让其中一组每周运动 4 次，每次约 40 分钟，而另一组定期听讲座，不做运动。两组人员坚持在固定时间上床睡觉，睡不着不勉强躺在床上。研究发现，16 周后，坚持运动组的睡眠状况明显改善，抑郁等症状减轻，而对照组的睡眠状况依然如故。由此可见，长时间有氧运动可以促进睡眠状况的改善。澳大利亚研究人员比较了跑步组（每周约跑 72 千米）和不运动组的睡眠时间，发现跑步组总的慢波睡眠时间比不运动组多 18%，而慢波睡眠更有利于机体的恢复。相似的研究也发现，经常参加运动的男性和女性的睡眠质量明显高于不运动的男性和女性，表现为睡眠时间长、入睡时间短。研究还发现，运动中能量消耗增加，就需要更长时间的睡眠来恢复，这样总的睡眠时间，尤其是"熟睡"的时间会延长。

　　虽然运动有助于睡眠，但是怎么运动也是有讲究的。体质较差的人，早上最好进行太极拳、气功、散步等缓和的运动，使身体慢慢苏醒过来。如果是气虚的人，过度的体育运动如长时间打球等，反而会导致夜间兴奋，入睡困难。对于体质较好的人来说，则可以进行低强度的慢跑、骑车等运动。对于健康且体质较好的成年人来说，进行一般规律性低强度运动，比如走路、慢跑、游泳、有氧健身操或骑自行车等，每周 3~5 次，每次 30~60 分钟，对睡眠就能有很好的改善。需要提醒的是，睡前应尽量避免进行剧烈运动。虽然剧烈运动后能够产生疲倦感，调节中枢神经系统兴奋性，有助于躯体放松，但如果放松不足，躯体仍处在微紧张状态，则会影响睡眠。

五、睡眠卫生策略应用实例——睡眠卫生教育改善同场格斗类项目运动员睡眠指数研究

（一）研究概况

以睡眠卫生教育对同场格斗类项目运动员睡眠实施干预，以此加强对睡眠重要性的认识、改善睡眠卫生习惯、提高特殊条件下睡眠应对能力，从而达到改善睡眠的目的，并检验睡眠卫生教育对存在睡眠障碍的运动员睡眠指数的影响。以同场格斗类项目运动员为研究对象，采用睡眠临床筛查问卷进行筛查，筛查出存在轻度以上睡眠障碍水平的运动员，将其作为研究对象并随机分为干预组和对照组，采用干预组、对照组前测、后测实验设计，对干预组实施睡眠卫生教育，对对照组实施与睡眠无关内容的授课。干预前进行为期两周的睡眠问卷调查、睡眠日记记录、日间功能监测，以获得前测睡眠指数水平。干预后，延续前测施测内容并持续两周，并在干预施加 4 周后填写睡眠调查问卷（如 ISI，PSQI），获得后测睡眠指数。通过睡眠相关指数变化特征的对比，检验睡眠卫生教育对运动员睡眠的干预效果。

（二）研究结果

1. 睡眠卫生教育干预前后干预组和对照组睡眠得分对比（见表4-1）。

表 4-1　睡眠卫生教育干预前后干预组和对照组睡眠得分对比

指标	组别	前测		后测	
		M	SD	M	SD
PSQI 总分	干预组	6.46	2.99	5.69	3.28
	对照组	5.93	3.67	6.29	2.53
失眠严重程度	干预组	0.77	0.60	0.69	0.48
	对照组	0.60	0.63	0.67	0.62
睡眠信念	干预组	10.92	3.69	19.77	0.44
	对照组	10.27	3.43	7.80	2.86
抑郁	干预组	44.62	5.81	46.00	2.42
	对照组	43.93	9.44	43.60	5.79
焦虑	干预组	37.54	7.34	38.46	5.95
	对照组	38.87	8.73	38.33	5.05

对睡眠信念进行2（前测、后测）×2（组别：干预组、对照组）的重复测量方差分析表明，前测、后测的主效应显著，$F_{(1, 26)}$ = 25.29，$P < 0.001$；组别的主效应显著，$F_{(1, 26)}$ = 48.29，$P < 0.001$；两者的交互作用显著，$F_{(1, 26)}$ = 79.52，$P < 0.001$。进行进一步的简单效应分析发现，前测时干预组和对照组的睡眠信念差异不显著，$P = 0.630$；后测时干预组的睡眠信念得分显著高于对照组，$P < 0.001$。这说明睡眠干预显著提高了运动员的睡眠信念水平。

2. 睡眠卫生教育干预前后干预组和对照组晨记睡眠指标对比（见表 4-2）。

表 4-2 睡眠卫生教育干预前后干预组和对照组晨记睡眠指标对比

睡眠指标	组别	前测		后测	
		M	SD	M	SD
晨测睡眠时间/小时	干预组	8.01	0.82	8.14	0.66
	对照组	9.50	1.15	9.45	1.03
睡眠潜伏期	干预组	2.77	0.84	2.15	0.65
	对照组	2.68	0.90	2.71	0.96
睡眠连续性	干预组	1.99	0.66	1.87	0.62
	对照组	1.99	0.84	2.08	0.76
睡眠质量（数字越大，表示质量越差）	干预组	2.47	0.74	2.17	0.61
	对照组	2.55	0.84	2.29	0.71
睡后恢复（数字越大，表示恢复越差）	干预组	2.90	0.73	2.64	0.61
	对照组	2.89	0.79	2.97	0.83

对睡眠潜伏期进行2（前测、后测）×2（组别：干预组、对照组）的重复测量方差分析表明，前测、后测的主效应显著，$F_{(1, 26)}$ = 20.80，$P < 0.001$；组别的主效应不显著，$F_{(1, 26)}$ = 0.54，$P = 0.468$；两者的交互作用显著，$F_{(1, 26)}$ = 24.48，$P < 0.001$。进行进一步的简单效应分析发现，前测时干预组和对照组的睡眠潜伏期差异不显著，$P = 0.786$；后测时干预组的睡眠潜伏期边缘显著小于对照组，$P = 0.081$。

对睡后恢复进行2（前测、后测）×2（组别：干预组、对照组）的重复测量方差分析表明，前测、后测的主效应不显著，$F_{(1, 26)}$ =

2.33，$P = 0.139$；组别的主效应不显著，$F(1, 26) = 0.35$，$P = 0.557$；两者的交互作用显著，$F(1, 26) = 8.90$，$P = 0.006$。干预组后测的睡后恢复要好于前测，$P = 0.012$；对照组前测、后测差异不显著，$P = 0.284$。

3. 睡眠卫生教育干预前后干预组和对照组晚记睡眠指标对比（见表 4-3）。

表 4-3 睡眠卫生教育干预前后干预组和对照组晚记睡眠指标对比

睡眠指标	组别	前测		后测	
		M	SD	M	SD
小睡时长 / 小时	干预组	1.55	0.29	1.41	0.16
	对照组	1.97	0.88	1.98	0.87
瞌睡	干预组	1.74	0.57	1.64	0.46
	对照组	1.45	0.59	1.39	0.52
反应迟缓	干预组	1.85	0.51	1.84	0.49
	对照组	1.73	0.60	1.77	0.56
唤醒不足	干预组	2.10	0.46	1.84	0.37
	对照组	2.16	0.73	2.17	0.73
思维迟钝	干预组	1.81	0.55	1.77	0.54
	对照组	1.66	0.70	1.68	0.67
注意涣散	干预组	1.94	0.47	1.69	0.44
	对照组	1.84	0.73	1.89	0.73

对小睡时长进行 2（前测、后测）× 2（组别：干预组、对照组）的重复测量方差分析表明，前测、后测的主效应不显著，$F(1, 26) = 2.88$，$P = 0.102$；组别的主效应边缘显著，$F(1, 26) = 4.03$，$P = 0.055$；两者的交互作用显著，$F(1, 26) = 4.89$，$P = 0.036$。进行进一步的简单效应分析发现，前测时干预组和对照组的小睡时长差异不显著，$P = 0.099$；后测时干预组的小睡时长显著少于对照组，$P = 0.023$。

对唤醒不足进行 2（前测、后测）× 2（组别：干预组、对照组）的重复测量方差分析表明，前测、后测的主效应显著，$F(1, 26) = 19.69$，$P < 0.001$；组别的主效应不显著，$F(1, 26) = 0.76$，$P = 0.393$；两者的交互作用显著，$F(1, 26) = 25.59$，$P < 0.001$。进行进一步的简单效应分析发现，干预组后测的唤醒不足显著低于前测，$P < 0.001$；对

照组前测、后测无显著差异，$P = 0.543$。

对注意涣散进行 2（前测、后测）× 2（组别：干预组、对照组）的重复测量方差分析表明，前测、后测的主效应显著，$F_{(1, 26)} = 6.28$，$P = 0.019$；组别的主效应不显著，$F_{(1, 26)} = 0.05$，$P = 0.826$；两者的交互作用显著，$F_{(1, 26)} = 12.93$，$P = 0.001$。进行进一步的简单效应分析发现，干预组后测的注意涣散显著低于前测，$P = 0.009$；对照组前测、后测无显著差异，$P = 0.164$。

（三）讨论与分析

本研究采用专门设计的睡眠卫生教育课件和学习手册，通过讲授和自学的形式开展睡眠卫生教育。运动员在接受睡眠卫生教育后，提升最为显著的方面是睡眠信念方面，说明睡眠卫生教育显著提高了运动员的睡眠信念水平，提高了运动员与睡眠相关的常识性认识水平。

另外，阶段性睡眠日记提供的睡眠监测数据显示，睡眠卫生教育显著地改善了运动员睡眠潜伏期（入睡时间显著缩短）、睡后恢复不良、小睡时长较短、日间唤醒不足、注意涣散。睡眠卫生教育内容设置中，包含睡前应避免剧烈运动、暴饮暴食、摄入咖啡因等影响入睡行为的知识，同时涉及有利于睡眠的行为知识，如降低核心体温、看书或听舒缓音乐、改善睡眠环境等促进睡眠的方法和手段。这些知识性提示，必然会对运动员入睡产生积极作用。睡眠卫生教育中强调了小睡对日间功能的保持和疲劳消除的重要作用，从睡眠日记监测结果看，小睡时长的显著增加说明运动员提高了对小睡的重视并有意识地增加了小睡时长。本研究中日间唤醒和注意两项认知功能的改善，可能与小睡时长的增加相关。因为以往多项研究证明，小睡对运动员的身体表现、认知表现、心理状态和部分日间功能（疲劳感知、瞌睡频次、唤醒水平、肌肉酸痛感）等有积极影响。

本研究中，睡眠卫生教育干预后，并未发现运动员睡眠质量出现显著的变化，但通过学习，运动员睡眠常识（睡眠信念）有了可观的积极变化。另外，入睡、睡后恢复也得到明显改善。运动员认识到小睡的重要性之后，开始尝试利用小睡来使自己保持状态和消除疲劳，并出现了明显的效果。总之，本研究以睡眠卫生教育作为一种运动员睡眠干预策略，证明睡眠卫生教育确实能为运动员的睡眠质量和状态保持提供有益的帮助。

（四）结论与建议

睡眠卫生教育能有效提升同场格斗类项目运动员的睡眠信念水平，显著改善运动员睡眠潜伏期和睡后恢复，有效改善日间唤醒和注意水平，增加运动员的小睡时长。为了使睡眠卫生教育更好地服务于运动员睡眠改善，未来应该更多地将之与训练和比赛相结合，在训练周期的不同阶段提供针对性的睡眠卫生知识和策略的干预，更好地结合一般准备期、专项准备期、竞赛期、过渡期的训练内容安排、负荷强度、负荷量、应激水平等因素，提供问题导向的、指导性更强的睡眠卫生策略支持。

第二节　改善运动员睡眠的物理干预手段及应用

改善睡眠的治疗方式主要有药物治疗和非药物治疗，非药物治疗主要有心理治疗、认知行为治疗和物理治疗等。由于药物治疗的副作用以及可能产生的耐药性和依赖性，运动员不宜长期采用，加之存在兴奋剂误服的潜在风险，一般情况下运动员不会接受。心理治疗虽然易于被运动员接受，但治疗过程复杂，周期长、起效慢，且国内受过正规认知行为疗法培训的心理医师较少，这些都影响了该疗法在运动员群体中的应用。物理治疗是指使用包括但不局限于磁、光、电、热等物理因子针对失眠开展的非入侵性和非药物的干预手段。物理治疗因为副作用小、临床运用可接受性强，而成为受运动员欢迎的改善睡眠的技术手段之一。现在运动领域改善睡眠常用的物理治疗方法包括：超低温冷冻治疗、经颅磁刺激、经颅电刺激、高压氧治疗等。

一、超低温冷冻治疗

超低温冷冻治疗通过超低温度的液氮喷雾或空气对身体产生低温刺激来促进恢复。目前，超低温冷冻治疗一般可分为全身冷冻治疗（Whole Body Cryotherapy，WBC）和局部身体冷冻治疗（Partial Body Cryotherapy，PBC）。全身冷冻治疗是将受试者全身暴露在 -160~ -110 ℃环境下的密闭的冷冻室内；局部身体冷冻治疗是将受试者锁骨以下部分暴露在 -195~-110℃冷冻舱内进行 120~180s 的干预。超低温冷冻疗法作为一种新兴物理疗法，对运动员的恢复、机能再生有显著效果。研究发现，冷疗后受试者交感神经活跃度显著降低，有促进睡眠的功效。有研究表明，27 名优秀篮球运动员在高负荷训练期间进行局部身体冷冻治疗（-150~-110℃，180s）后，睡眠质量提高 15%。也有研究证实，10 名精英花样游泳运动员在高强度训练期间连续 14 天接受全身冷冻治疗（-110℃，180s）后，入睡时间、入睡效率以及疲劳感觉与对照组相比均有所改善。入睡通常发生在交感神经和下丘脑-垂体-肾上腺活动水平降低时，并伴随着副交感神经活动的增加和松果体分泌褪黑素。高强度运动会刺激交感神经活动和下丘脑-垂体-肾上腺活动，影响运动员的睡眠质量，而超低温冷冻治疗可促进副交感神经活动来改善睡眠质量。另有研究表明，晚间高强度间歇跑后，进行全身冷冻治疗（-40℃，180s）可通过在慢波睡眠期间减轻感知疼痛和增强副交感神经活动来改善睡眠质量。感知疼痛的增加可通过增加觉醒和触发压力的其他神经生物学后遗症来扰乱睡眠，而疼痛缓解可以提高睡眠质量，防止睡眠障碍。

一项对 17 名摔跤运动员在冬训高强度高负荷对抗训练期进行两周的超低温冷冻干预研究（1~2 天，-130~-120 ℃，120s；3~4 天，

-135~-125℃, 130s; 5~7 天, -140~-130℃, 140s; 8~13 天, -145~-135℃, 140s) 发现, 经冷冻治疗后的实验组运动员睡眠质量评分明显高于未进行冷冻治疗的对照组运动员。以同样的超低温冷冻治疗方式对 16 名武警特勤中队的战士进行干预后, 取得了相似的研究结果, 实验组睡眠质量评分明显提高。

以下是超低温冷冻治疗在运动员睡眠干预中的应用实例——超低温冷冻治疗在改善游泳运动员高强度训练期间睡眠质量的应用研究。

(一)研究概况

实验对象为 7 名一级游泳运动员, 身高 174.4 ± 5.4cm, 体重 63.32 ± 7.4kg, 训练年限 7.5 ± 2.3 年, 无严重的伤病和感冒、发烧等症状。实验前运动员签署知情同意书。采取自身前后对照, 首先利用 Senseware Armband 佩戴式能量消耗仪采集运动员于每天上、下午进行高强度大运动量训练后的睡眠数据, 之后利用 CRYSAUNA Space cabin 超低温冷冻治疗舱进行局部身体冷冻治疗 (-120~-110℃, 180s), 再次采集其治疗后的睡眠数据。所得数据采用 Excel 统计处理, 数据以"平均数 ± 标准差"表示, $P<0.05$ 表示有显著性差异, $P<0.01$ 表示有极显著性差异。

(二)研究结果

1. 局部身体冷冻治疗对运动员睡眠中平均能耗的影响

运动员局部身体冷冻治疗前后睡眠中平均能耗的变化见表 4-4。

表 4-4　运动员局部身体冷冻治疗前后睡眠中平均能耗的变化

冷疗前	冷疗后	变化率 /%	P
1.038 ± 0.054	1.023 ± 0.059*	-1.45	0.013 294

注: * 表示 $P < 0.05$。

Sensewear 睡眠监测仪通过对皮肤热通量的变化以及内置的三轴陀螺仪监测手臂运动, 能够计算出睡眠过程中受试者的能量变化。一般来说，它监测到的手臂运动越多，说明受试者睡眠过程中消耗的能量越多，睡眠质量越差。在冷冻治疗后，虽然受试者的数据显示能量消耗降低 1.45%，具有显著性差异（ $P < 0.05$ ），但这是每分钟平均能量消耗的减少，如果是总能量消耗对比，差异一定非常显著。这说明冷冻治疗能够有效改善睡眠深度，提高睡眠质量。

2. 局部身体冷冻治疗对运动员睡眠时间的影响

运动员局部身体冷冻治疗前后睡眠总时长的变化见表 4-5。

表 4-5　运动员局部身体冷冻治疗前后睡眠总时长的变化

冷疗前 / 分钟	冷疗后 / 分钟	变化率 /%	P
307 ± 74	359 ± 77*	16.94	0.025 461

注：* 表示 $P < 0.05$。

睡眠总时长是 Sensewear 睡眠监测仪从受试者躺下后并且手臂几乎不产生运动时开始记录，直到受试者起床摘下仪器为止，并且去除睡眠过程中手臂活动的时间段（在手臂活动一次的这一分钟，不计入睡眠总时间）。在大运动量训练周期中，运动员精神、生理承受着巨大的压力。在多种因素刺激下，运动员睡眠质量严重下降，非常不利于训练后的积极恢复与再生，在比赛期这是致命的影响。本次受试者通过冷冻治疗后，睡眠总时长显著延长，延长量达到 16.94%，充分说明冷冻治疗对睡眠的改善程度。

3. 局部身体冷冻治疗对运动员睡眠中觉醒时间的影响

运动员局部身体冷冻治疗前后睡眠中觉醒时间的变化见表 4-6。

表 4-6　运动员局部身体冷冻治疗前后睡眠中觉醒时间的变化

冷疗前 / 分钟	冷疗后 / 分钟	变化率 /%	P
107 ± 29	60 ± 10**	-43.93	0.002 732

注：** 表示 $P < 0.01$。

睡眠中觉醒时间指当仪器监测到受试者已经进入睡眠后，手臂移动或肌电变化显著的时间段，只要出现一次，那一分钟就算作觉醒时间。当受试者睡眠质量不好时，辗转反侧，一直处于浅度睡眠状态，非常不利于疲劳的恢复，虽然运动员睡眠的总时间可以得到保证，但是睡眠中觉醒时间会打破已经进入的深度睡眠，再次进入深度睡眠还需要一段时间。一晚上反复几次，对睡眠质量影响极大。本研究中在冷冻治疗后，运动员睡眠中觉醒时间减少43.93%，具有极显著差异。

4. 局部身体冷冻治疗对运动员睡眠潜伏期的影响

运动员局部身体冷冻治疗前后睡眠潜伏期的变化见表4-7。

表4-7　运动员局部身体冷冻治疗前后睡眠潜伏期的变化

冷疗前 / 分钟	冷疗后 / 分钟	变化率 /%	P
38 ± 21	24 ± 6	-36.84	0.100 47

睡眠潜伏期是指在躺下后，到手臂完全不运动，并且不出现显著的肌电变化为止。在本次实验中发现，从躺下到入眠，冷冻治疗后受试者入睡时间减少了36.84%，但是不具有统计学意义。因为本次受试者只有7人，其中有2人的数据出现剧烈的变化。所以平均入睡时间减少，但其他受试者数据没有显著差异。而且，受试者通常是在玩手机或聊天到很困的时候才佩戴仪器。因此，不管冷冻治疗与否，入睡时间的减少并无统计学意义上的差异。在以后的实验中，一定要禁止受试者在熄灯后玩手机，要让其安心睡眠。扩大样本量，延长监控周期，得到的数据才能更准确。

5. 局部身体冷冻治疗对运动员睡眠效率的影响

运动员局部身体冷冻治疗前后睡眠效率的变化见表4-8。

表4-8　运动员局部身体冷冻治疗前后睡眠效率的变化

冷疗前	冷疗后	变化率 /%	P
0.73 ± 0.08	0.85 ± 0.04**	16.44	0.001 981

注：** 表示 $P < 0.01$。

睡眠效率是仪器对受试者各项数据进行权重分析产生的对受试者睡眠质量的综合评价，具有较高的指导和参考价值。本研究中在冷冻治疗后，受试者睡眠效率提高16.44%，且具有极显著差异（$P<0.01$），这些客观数据可以充分说明局部超低温冷冻疗法对大运动量训练期运动员睡眠质量的改善具有重要作用。

（三）结论与建议

从国外的研究结果来看，冷冻治疗对改善运动员的睡眠具有非常好的效果。几乎所有的研究文献都显示，超低温冷冻治疗对提高睡眠质量、延长深睡眠时间具有非常显著的效果。

从本研究的结果来看，局部身体冷冻治疗干预对睡眠质量的影响主要表现在使运动员睡眠平均能耗减少，有效延长睡眠总时长，提高睡眠效率，与对照组的各项指标有统计学意义上的差异，说明睡眠质量有改善。在实验过程中也发现，运动员存在睡前玩手机、聊天等现象，从而对入睡时间产生影响。在今后的相关研究中，还需从以下几方面进行控制。第一，增加样本量。由于个体差异巨大，有些样本的数据异常变化容易对实验结果产生不利影响，对数据分析造成一定的障碍，影响判断。第二，严格控制受试者的熄灯时间和就寝时间。因为运动员早晨起床的时间基本是固定的，如果就寝晚，势必会影响睡眠总时长。第三，延长研究时间。因为每个人每天的睡眠质量都不相同，可能存在一定的周期变化。比如今天睡眠质量好，第二天睡眠质量差，这相当影响实验的信度。如果能进行一定时间的观察研究，数据结果会更让人信服。

二、经颅磁刺激

经颅磁刺激（Transcranial Magnetic Stimulation，TMS）是在一组高压大容量的电容上充电，利用电子开关向磁场刺激线圈放电，从而产生千安培的瞬时电流，刺激线圈表面产生可达1~4T的磁场，由运动磁场的感应电压产生的电流对神经组织兴奋性起刺激作用,因此,线圈中的电流通过头盖骨产生的强大磁场会在头盖骨内部产生电流,对神经元或其轴突产生影响。根据刺激脉冲不同,可以将经颅磁刺激分为 3 种刺激模式:单脉冲、双脉冲以及重复经颅磁刺激(repeated TMS,rTMS)。其中重复经颅磁刺激分为高频和低频两种形式,它可以通过低频脉冲刺激抑制神经元兴奋作用,从而调节高强度训练后交感神经过于兴奋的状态。

经颅磁刺激是一种无创、简单、安全的治疗多种精神障碍的方法,也是评估人类皮层内抑制和兴奋回路的一个有价值的工具。近些年来,经颅磁刺激被广泛应用于神经生理学、神经病理学、神经认知科学、精神病学和心理学等学科,不仅在基础科学研究中有研究价值,而且具有临床诊断和治疗的前景。已有研究表明,经颅磁刺激可用于对失眠患者的神经生理学和神经化学研究。在睡眠的生理研究中,使用单脉冲和双脉冲经颅磁刺激,通过运动诱发电位等指标来测量睡眠时皮质兴奋性和皮质运动神经元的连接性。作为直接改变大脑局部皮层兴奋度的物理治疗方法,重复经颅磁刺激治疗失眠的主要机制是在大脑皮层局部产生磁场感应电流,感应电流经皮质下行纤维传至丘脑及其周围的脑组织,使该区域紊乱的神经元电活动恢复到同步震荡的正常状态,从而恢复睡眠。

有研究比较了磁刺激和伪刺激对 8 名正常人左侧前额叶皮质的效应,使用 40 个 2s、20Hz 的刺激,发现磁刺激导致整夜的 I 期睡眠时间轻微减少和第一个 NREM 睡眠阶段的 IV 期睡眠的增加,但整夜的睡眠结构未发生改变。SUN 等研究表明,重复经颅磁刺激可以通过增加慢波睡眠时间和快速眼动睡眠时间来改善睡眠质量。重复经颅磁刺激诱导皮层神经元的超极化,降低相应皮层的代谢和兴奋性,从而起到改善睡眠的作用。经重复经颅磁刺激治疗后,血清脑源性神经营养因子、γ-氨基丁酸浓度显著升高;运动诱发电位的振幅明显减小。ANTCZAK

等研究表明，经颅磁刺激可以改善睡眠连续性，使睡眠结构正常化，提高睡眠的恢复价值。Jiang 等将 120 名原发性失眠患者等分为重复经颅磁刺激治疗、药物治疗和心理治疗 3 组，进行重复经颅磁刺激治疗疗效对比研究。结果显示：重复经颅磁刺激治疗组治疗 2 周后，明显改善了Ⅲ期睡眠，增加了快速眼动期睡眠周期，改善了下丘脑-垂体-肾上腺轴和甲状旁腺的功能；而且 2 个月后患者的失眠复发率也比药物治疗组及心理治疗组低。这说明重复经颅磁刺激治疗较药物治疗和心理治疗更有利于改善睡眠结构。黄兴刚等选择 150 名原发性失眠患者，根据重复经颅磁刺激治疗部位将患者随机分为左前额背外侧组、右前额背外侧组、左中颞组、前额组、对照组，每组 30 人。在患者和治疗师双盲的前提下，每次连续刺激 22 分钟，每日 1 次，疗程 10 天。分别观察 5 组患者在治疗前和治疗结束后第 2 天的临床疗效。结果表明，重复经颅磁刺激左、右前额背外侧区治疗原发性失眠疗效显著。沈秀梅等将 98 名原发性失眠患者随机分为研究组（49 人）和对照组（49 人）。对研究组给予 4 周真性低频重复经颅磁刺激治疗，对对照组给予 4 周假性低频重复经颅磁刺激治疗。治疗后研究组的入睡时间、觉醒时间、总睡眠时间和睡眠结构等均有明显改善，而对照组各项监测指标无明显变化。该研究表明：单纯使用重复经颅磁刺激治疗原发性失眠症安全有效，值得临床推广。

经颅磁刺激在改善运动员睡眠状况方面也有一定的研究实践和进展。刘运洲、张忠秋对 16 名男性运动员脑干的中缝核区域施加 1 Hz、80% 静息运动阈值（RMT）、1500 次的重复经颅磁刺激（持续 10s，间隔 2s），结果显示，相比假刺激和无刺激，重复经颅磁刺激下受试者的自评睡眠质量提高，焦虑状态缓解；呼吸曲线的波动减少，呼吸频率降低，脉率降低，心率变异性的相邻 NN 间期差值的均方根和相邻 NN 间期差值的标准差降低；肢体活动减少；PSQI 评分明显降低，状态焦虑量表得分降低。

经颅磁刺激可以提高高强度间歇训练后的睡眠质量。在一项以男子自由式摔跤运动员为实验对象的研究中，在高强度间歇训练（结合自由式摔跤专项特点设计的体能训练方案，6 分钟 / 组 ×2 组，间歇 5 分钟）后，采用重复经颅磁刺激联合连续爆发式经颅磁刺激（Continuous Theta Burst Stimulation，CTBS）抑制大脑皮层兴奋性（参数设置：第一阶段，使用 1Hz 重复刺激中央顶叶后 1cm 处 600 个脉冲，持续 10 分钟；第二阶段，使用 50Hz 连续、爆发式刺激右额叶背外侧区 600 个脉冲 2 次，每次 1 分钟，共 2min，两个阶段合计用时 12min）。通过 PSQI 统计分析发现，一次经颅磁刺激后受试者入睡时间均在半小时内，PSQI 得分多在 2~5。虽然受试者 PSQI 得分未出现显著变化，但两次刺激后受试者 PSQI 的总和得分的平均值有所下降。经分析认为原本睡眠较好的运动员在干预后睡眠质量不受影响，睡眠稍差的运动员在干预后睡眠质量得到改善，因此经颅磁刺激干预有助于高负荷训练后睡眠质量的提高。

刘运洲等对几名分别属于轻度或中度失眠（根据国内 PSQI 量表修订版标准，PSQI 总分 >7 分可诊断为失眠，8~12 分为轻度失眠，13~17 分为中度失眠，18~21 分为重度失眠）的跳水运动员脑干的中缝核区域施加 1Hz、80%RMT、1500 次重复经颅磁刺激（持续 10s，间隔 2s）后，失眠运动员自评睡眠质量提高，焦虑状态改善，睡眠恢复正常。

下面介绍经颅磁刺激干预对有睡眠问题运动员影响的个例研究。针对自行车运动员失眠问题，采用经颅磁刺激干预的形式促进其睡眠质量的改善。干预前采用近红外脑功能成像设备对其进行测评，发现其前额叶皮层呈现兴奋抑制功能紊乱，且通过日常沟通发现其对很多事情缺乏兴趣；综合以上情况，对其采用了常规 1Hz 的低频刺激干预，时长 25 分钟；经颅磁刺激后近红外脑功能成像结果显示兴奋性有一定改善。经过 5 次治疗后，运动员的睡眠逐渐恢复正常，睡眠时长达到 460 分钟左右，自身主观睡眠认知也有明显改善。

三、经颅电刺激

经颅电刺激是一种将低强度电流施加到大脑皮层的神经调节方法，主要包括经颅交流电刺激（transcranial Alternating Current Stimulation，tACS）和经颅直流电刺激（transcranial Direct Current Stimulation，tDCS）。经颅交流电刺激通过影响脑神经细胞电活动的同步和去同步，调节大脑皮质的兴奋性和脑功能。尽管经颅交流电刺激治疗失眠的神经机制尚不清楚，但已有研究表明其对失眠是有显著疗效的。经颅直流电刺激是一种非侵入性的，利用恒定、低强度直流电（1~2 mA）调节大脑皮层神经元活动的技术。

关于运用经颅直流电刺激治疗失眠的研究这些年层出不穷，与经颅磁刺激相比，经颅直流电刺激更易于应用。经颅直流电刺激系统由两套电极连接电源阳极和阴极，在整个治疗过程中保持较小的电阻。缺乏慢波活动可能在失眠的发病机制中起着根本的作用，而经颅直流电刺激可使非快速眼动睡眠失眠症患者的脑波与睡眠慢波频率共振，从而起到稳定睡眠的作用，该作用可能类似于增强睡眠慢波的药物的疗效。失眠的机制目前尚不清楚，一种观点是睡眠问题可能与皮层和皮层下通路紊乱有关。调节觉醒和睡眠的神经网络包括自下而上（从脑干到皮质）和自上而下（从皮质到丘脑）的通路。自下而上的通路产生于上行网状唤醒系统，并通过胆碱能和胺能神经传递的丘脑和非丘脑通路激活皮层。这条通路可以进行药物干预，同样也受经颅直流电刺激的影响。

下面介绍经颅直流电刺激的参数设定。目前关于经颅直流电刺激治疗睡眠问题的最佳电流强度及刺激时间尚未明确，治疗睡眠问题时电流强度通常设置为 1.0~2.0mA，持续刺激时间不超过 30 分钟，这样安全性较高。多数经颅直流电刺激研究将电流强度设置为 2mA 或 1.5mA，仅有少部分研究将电流强度设置为 1.0mA 或 0.5mA；一般刺激时长为每次 20 分钟，每周刺激 5 天，连续刺激 1 周到 4 周。多项采用经颅直流电刺激治疗睡眠问题的研究均将阳极刺激靶点选择在背外侧前额叶皮层和 M1 区。机体前额叶功能对睡眠起动及维持具有重要作用。

王玉平等对 60 例 18~65 岁慢性失眠的患者进行了一项双盲实验，在头部施加 1.5mA、77.5Hz 的交流电刺激，每次 40 分钟，每周 5 次，为期 4 周。该研究结果证明经颅交流电刺激可以降低 PSQI 得分，提高睡眠效率，延长总睡眠时间，提高睡眠质量。潘丹等观察针刺配合经颅电刺激疗法治疗原发性失眠症的临床疗效。其将 50 名原发性失眠症患者随机分为治疗组和对照组，每组 25 人。治疗组采用针刺配合经颅电刺激疗法，对照组仅采用经颅电刺激疗法。观察两组疗效及治疗前后 PSQI 得分变化情况，结果表明，治疗组有效率为 92.0%，对照组为80.0%，两组比较差异有统计学意义。因此，针刺配合经颅电刺激是一种治疗原发性失眠症的有效方法。

Mohammad 等选取 6 名被诊断为睡眠维持或非恢复性睡眠失眠症的患者参与研究。在适应 1 晚（新的睡眠环境）和多导睡眠监测 1 晚后，患者在实验第三晚和第四晚随机接受伪经颅直流电刺激或真经颅直流电刺激。刺激结束后，初步结果表明，真经颅直流电刺激增加了非快速眼动睡眠 3 期的持续时间并减少了 1 期的持续时间。该初步研究结果表明，这种干预可能具有调节睡眠结构、稳定睡眠的作用。

近年来关于经颅直流电刺激与药物治疗失眠的对照实验从未停止，如 GOERIGK 等就发现经颅直流电刺激在改善睡眠问题方面优于艾司西酞普兰。ZHOU 等进行了一项随机双盲的研究，将在中国宁波康宁医院共招募的 90 名严重抑郁和失眠的患者随机分配为两组，在常规治疗中加入真 / 伪经颅直流电刺激。随机分组后，真经颅直流电刺激组 47 名，伪经颅直流电刺激组 43 名。真经颅直流电刺激治疗每天用2mA 电流刺激背外侧前额叶皮层 30 分钟，持续 4 个星期。记录第 1 天和第 28 天的抑郁自评量表、焦虑自评量表、PSQI 和 PSG 结果，与伪经颅直流电刺激组比较，发现真经颅直流电刺激组的抑郁自评量表总分均有改善，并且 PSQI 总分及各分项（除"睡眠时间和睡眠效率"外）均有明显改善。这表明经颅直流电刺激不仅可以有效改善失眠，而且对治疗抑郁也十分有效。

经颅直流电刺激作为非入侵式脑神经调控技术之一，以其无创、高效、易操作、低价、便携等特点，在神经科学、康复医学等领域取得了飞跃式发展。其在临床上作为一种有效改善睡眠的治疗手段，也被广泛加以应用。近年来经颅直流电刺激在运动科学领域也有大量的研究，主要集中在其对运动表现的影响方面，如经颅直流电刺激可以延缓肌肉疲劳的产生，增强肌肉力量，促进运动技能的学习，提升运动感觉，改善平衡能力等。其在疲劳恢复中的应用主要包括肌肉疲劳恢复、神经疲劳恢复和肌肉疼痛缓解等。而将经颅直流电刺激应用于改善运动员睡眠状况、提升其睡眠质量方面的研究却鲜有涉及。因此，将经颅直流电刺激作为一种有效的疲劳恢复手段，借鉴临床医学的实践成果和经验，应用于运动员的睡眠问题的解决，将是今后运动科学领域值得关注的方向。

四、高压氧治疗

高压氧治疗（Hyperbaric Oxygen Therapy，HBOT）是一种物理治疗方法。1921 年，美国最先建造成直径为 3m、长为 25m 的大型高压氧舱，当时主要用于发绀、昏迷等重症患者的治疗，并取得了一定的疗效。高压氧治疗在中国的发展自 1960 年开始起步，虽然起步较西方国家晚，但发展迅速。现在高压氧治疗已经涉及临床各科，应用非常广泛，尤其在减压病、气栓症、脑梗死、感染性疾病、一氧化碳中毒等疾病的治疗中获得了显著的疗效。由于睡眠问题日益突出，而高压氧治疗安全性高、操作简单、无创，故有人尝试将高压氧治疗运用于失眠的辅助治疗中，以探究其可行性及疗效。

　　高压氧治疗是将患者置于特殊的容器（被称为高压氧舱）中，提高氧分压的治疗方法。治疗分 3 步：第一步是加压，第二步是稳压，第三步是减压。在升高的环境压力下呼吸 100% 的氧气会增加组织中的氧气张力。在 3 个绝对大气压（ATA）的条件下，动脉血中的物理溶解氧从 0.3mL/dL 增加到大约 6mL/dL。因此，在高压条件下，呼吸会增加血浆和组织中溶解氧之间的扩散梯度。根据 Krogh 氧气传输的组织圆柱模型，在高压条件下，氧气在组织中的扩散距离得以改善，从而导致在 3ATA 下毛细血管的扩散距离增加了 4 倍。其结果是促进了向缺氧的组织区域的氧气供应。因此，高压氧治疗为各种潜在的组织氧合不足的慢性疾病提供了有效的辅助治疗策略。在高压条件下，内分泌器官的血液供应相应改变，从而会影响某些激素的合成与释放，还可对内分泌细胞的信号转导产生直接影响，所以机体处于高压环境中可出现内分泌的改变。除高气压本身的作用外，混合气体中氧气的分压对内分泌系统亦有特别作用。高氧分压有双重效应，一方面可以增加内分泌细胞的氧供，另一方面可以造成氧化应激，还可通过改变酶的活性等途径对内分泌系统造成特别的影响。在内分泌系统中，高压氧的关键作用部位是垂体。治疗剂量的高压氧可升高血浆促肾上腺皮质激素（ACTH）的水平。当血中 ACTH 的浓度增加时，负反馈调节起动，促肾上腺皮质激素释放激素（CRH）分泌减少，进而影响机体的内分泌活动。高压氧不但直接抑制甲状腺分泌甲状腺素，还抑制垂体分泌促甲状腺激素，因而可减轻甲状腺功能亢进的高代谢症状，从而有助于改善患者的夜间睡眠。研究表明，高压氧治疗能改善缺血区域的血供。其原理是高压氧可增强内皮祖细胞和血管生成因子的循环水平，这两种物质可以促进新生血管的生成，通过建立通道改善血流。高压氧可以帮助修复缺血性受损组织。其机制是通过改善血管生成促进组织愈合，从而形成更好的组织灌注，有助于恢复细胞的正常功能。慢性失眠患者的大脑组织氧供不足，能量生成受影响，脑细胞代谢异常，而且内分泌系统功能紊乱，激素分泌失衡，这些都成为高压氧治疗的潜在靶点。已有研究结果表明，高压氧治疗对失眠有着显著的疗效，不仅可以改善失眠的症状，还可以提高睡眠质量，使患者的主观体验更佳，日间的活动能力提高，高效生活、工作。关于高压氧治疗的不良反应并不多，常见的是轻度和自限性的。所以，高压氧治疗不失为一种高效、方便易得的新型治疗方法，值得深入研究和推广应用。

　　一项使用 27inch 1.3ATA 便携式高压氧舱对 9 名健康女子拳击运动员进行高压氧干预的研究发现：高压氧干预能够使运动员的心率变异性指标中的正常窦性心搏 RR 间期的标准差、RR 间期之差的均方根值、RR 间期中相邻 RR 间期的差大于 50 毫秒的心搏个数及其占总窦性心搏个数的百分比、总功率、高频功率增大，极低频功率、低频功率、低频功率与高频功率之比降低，心率变异性增强，交感神经和迷走神经张力的平衡状态改善；同时使运动员的睡眠效率提高，深睡眠比重明显加大，睡眠转换次数和觉醒次数显著减少，睡眠状况显著改善。

　　徐建武等以 6 名一线女子拳击队运动员为研究对象，进行为期 2 周、每晚 1 小时的高压氧干预（使用 27inch 1.3ATA 便携式高压氧舱进行干预，其中升压和降压时间半小时，保持 4 PSI/27.58kPa 压力稳定半小时，高压氧舱内空气的氧气体积比例仍为 20.95%）。在每个干预周期前后使用多导睡眠监测仪进行整夜的睡眠指标监测。结果显示，高压氧干预前后运动员睡眠结构的 Ⅱ 期百分比有极显著性变化，由 37.97 ± 9.33% 增加到 50.42 ± 8.28%，均值接近 50%；Ⅲ 期百分比有显著性变化，由 41.78 ± 15.70% 降低至 25.80 ± 7.03%，接近正常范围 20%；睡眠潜伏期出现缩短的趋势。总体表现出睡眠各期趋向合理比例，说明睡眠质量有所改善。

高压氧治疗可以调节机体内分泌活动，促进体内激素水平恢复平衡；还可以增加椎动脉的血流量，增加脑干网状激活系统的血供，增强有氧代谢，从而使神经细胞兴奋性相对降低，改善大脑皮质的内抑制过程弱化现象，促进失调的大脑皮层生理活动恢复，增强自控能力，同时能够促进血管病变的修复，调节中枢神经，从而改善睡眠状况。总之，高压氧治疗作为治疗失眠的辅助手段已取得一定效果，值得进一步推广，但用多大的压力和治疗多少次为最佳，尚需进一步的研究。

高压氧治疗整体而言是比较安全的医疗手段，是改善睡眠的辅助手段，可使患者持续睡眠时间明显增长，紊乱睡眠结构得到调整，睡眠质量明显改善。但其存在一定的不良反应，不过发生率极低。中耳气压性损伤是其常见的不良反应，特别是在感冒鼻塞时。在实际使用中应注意全面了解受试者身体情况，同时治疗时让受试者配合做调压动作，减少中耳气压伤出现。此外，对于有幽闭恐惧症的患者也尽量避免使用高压氧治疗。

五、其他物理干预手段

除了上述几种常用的物理干预手段外，目前临床使用安全性高、接受度高的物理疗法还有光疗、小脑顶核电刺激、生物反馈疗法、负氧离子治疗法等。针对这几种物理治疗方法的效果，研究多集中在与药物治疗的比较，横向对比的研究较少，应用于运动员的睡眠干预更为少见。

（一）光疗

光疗的治疗原理主要是基于褪黑素分泌会随着照射光的变化而变化的原理。它主要是利用自然光与人工光线的形式进行睡眠干预的一种方法，通过模拟人体处于自然光照的环境下，白天褪黑素的释放被抑制、夜间褪黑素大量分泌来达到睡眠干预的效果。临床研究认为，光疗主要是从恢复睡眠节律、调节睡 - 醒周期以及改善生物钟、调节相关脑神经内分泌等方面对睡眠进行干预。Ane 对光疗改善睡眠的疗效研究显示，每天接受 500lx 的光照射两小时，持续两周后实验组的 ESS 和 PSQI 得分均较对照组显著下降，且干预效果一直持续到 3 个月后仍比较稳定。现有研究认为，光疗是改善睡眠的一种最为安全、经济、有保障的物理治疗方法。

（二）小脑顶核电刺激

小脑顶核电刺激技术用于睡眠干预的原理主要是使用仪器让小脑顶核 - 丘脑 - 大脑皮质或小脑顶核 - 脑干网状结构 - 大脑皮质产生联系，从而优化睡眠 / 觉醒调节系统功能。现有的睡眠治疗仪就是基于这一原理生产的，通过微弱的电流刺激小脑顶核，模拟正常人群即将入睡时的脑电波频率，从而调节神经网络。有研究显示，每天对失眠患者使用小脑顶核电刺激相关设备治疗 30 分钟，与睡前 30 分钟给予 7.5mg 佐匹克隆治疗的效果相近，2 周后仪器组和药物组的 PSQI 和症状自评量表得分均出现显著下降，达到正常水平。

（三）生物反馈疗法

生物反馈疗法通过对患者进行训练，将训练中诸如视、听等生理指标传达给患者本人，让患者在治疗过程中体会自己的身心变化，从而增强控制自己身心的能力。其治疗原理来自心理学行为主义流派的理论。其在临床上主要是联合药物治疗。有研究显示，使用药物配合生物反馈治疗较单纯使用药物治疗的效果更好，治疗后联合生物反馈组 PSQI 得分在睡眠质量、睡眠时间以及日间功能等方面明显低于药物组，治疗效果较好。

（四）负氧离子治疗法

负氧离子素有"自然疗养因子"之称，在改善机体内环境、调整自主神经功能和改善睡眠方面有其独到之处。接受负氧离子治疗后失眠患者的 PSQI 得分统计结果显示，负氧离子治疗对失眠、自主神经功能紊乱有着非常优秀的疗效。例如，治疗后患者入睡时间缩短、睡眠时间延长、睡眠中断次数减少、睡眠质量提高、日间功能改善。

第三节　芳香疗法

芳香疗法是以精油的香气分子为药引，通过嗅觉神经传导到大脑的边缘系统，调动人的嗅觉和美好记忆的关联，从而产生肌肉放松、情绪舒缓的美好生理感受的疗法。利用芳香疗法改善睡眠最简单的方式是利用嗅吸的方式进行气味治疗。气味主要通过两个途径进入大脑：一是鼻腔内嗅球直接接收到精油分子，进入边缘系统，再进入大脑皮层和下丘脑；二是嗅闻精油气体的时候，一些精油分子经由鼻腔黏膜进入毛细血管，透过毛细血管血液循环进入大脑，透过血脑屏障直接接触大脑里的神经元，直接激励神经递质受体。睡前将精油滴在闻香条或纸巾上，专心闻嗅 3~5 分钟，即可有效改善睡眠。睡眠障碍按照原因可以大致分为情绪兴奋、生理性不适、神经性失眠以及时差性失眠 4 类。情绪兴奋类的失眠通常持续时间短，发作不频繁，可自行消除，无须特别照护，但使用如薰衣草、罗马洋甘菊等镇静类的精油有助于更快进入安静状态。生理性不适类的睡眠障碍较为复杂，涉及消化系统、骨骼肌肉系统及心血管系统，甚至神经系统，必须按个案处理，对症治疗。神经性失眠是最难处理的类型，随着病情的深入，单纯使用精油的效果递减，需要镇静安抚剂以及神经递质增强剂来作为天然睡眠的促进配方。此种类型患者需要在有专业资质的医护人员及营养师的指导下使用药物，同时必须注意药物的交互作用。时差性失眠的治疗一般利用具有光敏性的柑橘类（如佛手柑、甜橙、葡萄柚等）精油起到一定的舒缓作用。通过精油嗅吸的干预方式，监控和评价运动员睡眠质量（睡眠时长、放松时长、紧张时长）的变化，可对基于嗅吸方式的芳香疗法对改善运动员睡眠的效果进行研究，为改善运动员睡眠质量提供简便易行的方法学支持。

一、芳香疗法在运动员睡眠干预中的应用实例1——基于嗅吸方式的芳香疗法对改善运动员睡眠质量的应用研究

（一）研究概况

以花样游泳二队8名队员作为研究对象，以薰衣草、野橘和岩兰草精油及椰子油（无色无味，安慰剂组）作为干预手段，对基于嗅吸方式的芳香疗法对运动员睡眠质量的改善效果开展实验研究。考虑到实际可操作性以及尽可能减少实验对象个体因素对实验结果的影响，采用拉丁方设计（Latin Square Design）对研究对象分组进行精油嗅吸实验，将8名队员按照宿舍居住情况分为4组开展实验研究。利用夜间压力监控系统Bodyguard对运动员的睡眠情况进行监控，通过睡眠时间、睡眠放松时间等指标对精油嗅吸前后运动员睡眠质量的变化进行对比分析，并对嗅吸不同精油对睡眠质量的改善效果进行比较分析，筛选出对睡眠干预效果最佳的精油。因在数据输出和处理过程中，发现部分研究对象的监控数据无效，如监控过程中设备脱落和测试数据错误比例过高等，为保证研究的样本量与一致性，在经过一周的洗脱期后重复对精油干预后的睡眠相关参数进行测试和处理。

（二）研究结果与讨论

1. 几种精油嗅吸对运动员睡眠时间相关参数的影响（见表4-9）

表4-9　几种精油嗅吸对运动员睡眠时间相关参数的影响

精油	持续时间 /min	放松时间 /min	应激时间 /min
椰子油	553.2 ± 8.3	382.3 ± 122.5	95.2 ± 83.8
野橘	513.6 ± 51.8*	347.8 ± 88.6*	113.2 ± 84.2*
薰衣草	554.5 ± 21.3*	417.5 ± 51.7*	62.7 ± 36.8*
岩兰草	551.8 ± 17.2	428.8 ± 35.5	66.3 ± 37.1

注：*与椰子油组相比，存在显著性差异，$P<0.05$。

本研究中的睡眠时间，包括应激时间、放松时间、身体活动时间以及不属于以上三种状态的其他状态时间，结合本研究目标睡眠质量监控的相关指标主要选用了睡眠持续时间、放松时间和应激时间。其中应激时间（Stress Time）指由内部或者外部刺激引起的反应持续的时间；放松时间（Relaxation Time）指内部或者外部刺激水平降低到一定水平时，机体处于恢复状态的持续时间。研究结果显示，与安慰剂（椰子油）组相比，薰衣草组的睡眠持续时间以及放松时间均显著增加，应激时间显著缩短，$P<0.05$；野橘组的睡眠持续时间以及放松时间均显著缩短，应激时间显著增加，$P<0.05$。

2. 几种精油嗅吸对运动员睡眠过程中呼吸代谢相关参数的影响（见表 4-10）

表 4-10　几种精油嗅吸对运动员睡眠过程中呼吸代谢相关参数的影响

类别	平均呼吸频率 / （次•min⁻¹）	平均通气量 / （L•min⁻¹）	平均摄氧量 / （mL•kg⁻¹•min⁻¹）	最大呼吸频率 / （次•min⁻¹）	最大通气量 / （L•min⁻¹）	最大摄氧量 / （mL•kg⁻¹•min⁻¹）
椰子油	14.6±1.4	4.4±0.8	3.9±0.3	22.7±1.9	12.5±3.4	13.4±3.1
薰衣草	14.7±1.5	4.5±0.9	4.0±0.4	23.7±4.3	13.6±3.5	14.2±2.3
野橘	14.8±1.2	4.5±0.9	4.1±0.5	23.3±3.5	14.4±5.0	15.9±5.7*
岩兰草	14.4±0.9	4.3±0.7	3.8±0.3	23.4±1.7	13.5±4.2	13.8±4.6

注：* 与椰子油组相比，存在显著性差异，$P<0.05$。

睡眠过程中的呼吸和清醒状态下的呼吸是不同的。清醒的时候主要是一些来自脑干网状结构的兴奋性的信号输入，睡眠的时候兴奋输入信号发生变化，在非快速眼动睡眠期，这种兴奋传入逐渐减少。健康人在入睡初期，非快速眼动睡眠的 1 期、2 期，也就是浅睡眠期，40%~80% 的人呼吸幅度呈一个周期性的变化，持续 10~20min。当进入深睡眠之后，这种呼吸幅度变小时，睡眠达到非快速眼动睡眠的 3 期、4 期，呼吸类型不论是幅度还是呼吸次数都变得规律、整齐，但是每次呼吸的换气量有所减少，并且睡眠越深，通气量越小，这个时候的气道阻力也会增加。而在快速眼动睡眠期，这种张力性兴奋信号会导致呼吸增快、不规律，也就是说每次呼吸的换气量和呼吸次数呈一个不规则的变化，与入睡初期的这种周期性类型有本质上的不同，肺的通气量减少四分之一，血氧饱和度下降，肺泡以及血液中的二氧化碳比清醒时高，动脉氧分压下降。这个时候容易出现中枢呼吸暂停或者时通气过度。除此以外，这个时候肌张力明显下降，导致阻塞性呼吸暂停的时间延长，血氧饱和度严重降低。本研究实验对象均为运动员，健康状况良好，不存在呼吸暂停或通气过度现象，且研究结果显示，与安慰剂组（椰子油组）相比，薰衣草组和岩兰草组呼吸代谢相关参数均无显著性差异（$P<0.05$），野橘组最大摄氧量显著高于椰子油组。

（三）研究结论

综合上述研究结果，薰衣草精油干预后，研究对象的睡眠质量改善效果最明显，睡眠持续时间和放松时间均显著增加的同时，应激时长显著减少，因此薰衣草精油对改善运动员睡眠质量的效果最佳。

二、芳香疗法在运动员睡眠干预中的应用实例 2——薰衣草精油对改善运动员睡眠质量的效果研究

（一）研究概况

以男子自由式摔跤运动员为研究对象，在其备战全国青年运动会高强度间歇训练阶段，对薰衣草精油对改善运动员睡眠质量的效果进行了实验研究。采用交叉实验的方式，对薰衣草精油改善睡眠质量的效果进行研究，对照组采用椰子油作为干预。结合运动员晚间入睡时间，提前半小时给运动员佩戴 Firstbeat 的夜间压力监控系统 Bodyguard，并在运动员的枕头（巾）上滴 2 滴对应的精油，晨起收回 Bodyguard 并了解前一日夜间运动员的实际佩戴和数据接收情况，同时对监控数据进

行导出和整理分析。实验过程中，为了避免不同精油的相互干扰，每种精油的使用间隔时间均超过 24 小时。数据处理过程中，剔除测试误差百分比或数据修正百分比超过 10% 的数据，实际有效的样本量为 6 人。

（二）研究结果与讨论

1. 男子自由式摔跤运动员嗅吸精油后睡眠时长相关参数的变化（见表 4-11）

表 4-11　男子自由式摔跤运动员嗅吸精油后睡眠时长相关参数的变化

精油	持续时间 /min	放松时间 /min	应激时间 /min
椰子油	541.0±2.2	373.8±17.3	132.0±16.2
薰衣草	571.2±1.5*	398.2±52.0*	108.5±41.3*

注：* 与椰子油组相比，存在显著性差异，P<0.05。

男子自由式摔跤运动员进行薰衣草精油嗅吸后，睡眠时间相关参数均有显著变化，睡眠持续时间和放松时间显著增加，应激时间显著减少，表明薰衣草精油嗅吸对改善运动员的睡眠质量效果显著。

2. 男子自由式摔跤运动员嗅吸精油后对呼吸代谢相关参数的影响（见表 4-12）

表 4-12　男子自由式摔跤运动员嗅吸精油后对呼吸代谢相关参数的影响

类别	平均呼吸频率 /（次·min⁻¹）	平均通气量 /（L·min⁻¹）	平均摄氧量 /（mL·kg⁻¹·min⁻¹）	最大呼吸频率 /（次·min⁻¹）	最大通气量 /（L·min⁻¹）	最大摄氧量 /（mL·kg⁻¹·min⁻¹）
椰子油	16±1.5	7.3±1.9	4.5±0.7	24.5±0.8	17.4±3.3	13.8±1.6
薰衣草	15.8±1.8	7.4±2.1	4.6±0.7	24.0±1.5	20.4±6.5	16.6±8.0**

注：** 与椰子油组相比，存在非常显著性差异，P<0.01。

对精油嗅吸干预后睡眠期间的呼吸代谢相关参数的监控研究结果显示，嗅吸薰衣草精油后运动员的平均呼吸频率和最大呼吸频率、平均通气量和最大通气量以及平均摄氧量均未显著变化，但最大摄氧量显著增加。

（三）研究结论

嗅吸薰衣草精油对改善男子自由式摔跤运动员的睡眠质量效果显著，运动员的睡眠持续时间以及睡眠期间的放松时间均显著增加，同时睡眠期间的紧张时间显著减少。

研究认为嗅吸薰衣草精油、岩兰草精油和野橘精油均有助于平衡自主神经系统，使交感神经和副交感神经的协调与对抗关系在一个更高的功能层面上达到新的平衡，增强心血管自主神经的调节功能。研究发现，薰衣草精油、岩兰草精油、野橘精油有助于改善睡眠质量，其中薰衣草精油和岩兰草精油在睡眠时间、睡眠质量方面均有较大的促进作用，嗅吸薰衣草精油对改善运动员睡眠质量的综合应用效果最佳，运动员的睡眠持续时间和放松时间均显著增加，应激时间显著减少。野橘精油在改善睡眠质量方面具有较好的效果，但在睡眠时间方面无明显促进作用。研究认为，基于嗅吸方式的芳香疗法有助于改善运动员的睡眠质量，可作为运动员睡眠干预的一种手段，为促进运动员恢复、改善运动员睡眠质量提供支持。但在实际操作中，因为每种精油的成分、气味不同，而受试者对气味的喜好程度又会直接影响干预效果，因此在开展芳香干预之前，一定要注意个体的差异性，根据个人特点选择和使用相应功效的精油。在给予配方的同时，应与受试者有充分的沟通了解，方能推荐出适合其个人的有针对性的配方，从而达到更好的干预效果。

第四节 改善运动员睡眠的营养策略

营养在提高睡眠质量和/或数量方面所起的作用已经引起了许多不仅从事体育运动，而且从事其他健康和疾病领域工作的人的兴趣。营养干预可以改善运动员的睡眠，并可能改善肌肉的恢复和修复、激素状态、夜间蛋白质合成或肌糖原储存，这一观点激起了人们对睡眠营养补充剂的商业兴趣。营养对睡眠的潜在影响的基本原理与和睡眠—觉醒周期相关的神经递质（如血清素）有关，这些递质有可能受到营养的影响。然而，这方面的研究还处于起步阶段，目前很难得出明确的结论。该领域有限的研究提供了一些证据，证明睡前饮食摄入，特别是碳水化合物摄入和摄入时间，有可能影响睡眠。Afaghi 等人比较了睡前 4 小时食用高血糖指数和低血糖指数、富含碳水化合物的膳食与睡前 1 小时食用高血糖指数膳食后的睡眠情况，发现早期食用高血糖指数膳食使入睡所需的时间减少。

咖啡因对睡眠的影响已被广泛研究。咖啡因存在于各种食物和饮料中，包括咖啡、巧克力和茶，其中咖啡是膳食咖啡因的主要来源。咖啡因拮抗大脑中的腺苷受体；这些受体与觉醒调节有关，刺激这些受体可促进清醒。正常的咖啡因摄入足以对抗高达 50% 的抑制性 A1 和促进性 A2A 受体。

最近对 58 份出版物进行的系统审查强调了咖啡因对睡眠的负面影响。分析结果表明，咖啡因通常会增加入睡所需的时间，并减少睡眠时间、降低睡眠效率和降低睡眠质量。咖啡因还会对睡眠结构产生影响，使慢波睡眠和慢波活动减少，而第一阶段睡眠和觉醒时间增加。咖啡因影响睡眠的程度在一定程度上受年龄、性别、体重和遗传倾向的影响。睡前 16 小时内饮用 1~2 杯双倍浓缩咖啡会对睡眠产生持续的负面影响。目前，人们对咖啡因对运动员睡眠的影响知之甚少。运动员经常使用咖啡因来提高成绩，并在训练前作为一种疲劳对策（每千克体重 3~6 毫克的剂量似乎是有效的）。一项研究调查了咖啡因摄入对英式橄榄球联盟精英运动员睡眠的影响，发现晚上比赛前摄入咖啡因很常见（因而导致赛后唾液中咖啡因水平提高）。与前面提到的系统评价的数据相似，唾液中咖啡因浓度与入睡所需的时间增加、睡眠效率降低相关，并且往往与睡眠时间缩短相关。这可能部分解释了许多精英运动员报告赛后睡眠困难。

未来需要进行进一步的研究，以便就咖啡因的最佳服用时间和剂量及其对睡眠结构的影响提供指导。这可能是个人需要的，目前的证据表明运动员使用咖啡因的方法是明智的。

总之，很少有关于营养和运动员睡眠的高质量随机对照试验。局限性包括所给予的大量营养素和其他营养干预（如草药产品）的类型、时间和剂量，以及在研究中测量睡眠数量和质量的可变手段。运动员应警惕有关睡眠促进补充剂的未经证实的说法，并且避免违反兴奋剂规定。

第五节　药物治疗

药物治疗是临床应用最广泛的失眠治疗方法之一。本节将简要介绍几种临床常用的改善睡眠的药物。目前推荐在临床常用的治疗失眠药物包括苯二氮受体激动剂、褪黑素及褪黑素受体激动剂、作用于组胺系统的睡眠调节药物、非典型抗精神病药及食欲素受体拮抗剂，一些非处方药物和中草药也可用于失眠的治疗，但其有效性和安全性的证据有限。

一、苯二氮受体激动剂

苯二氮受体激动剂（Benzodiazepine Receptoragonists，BzRAs）作为临床上最常用于治疗失眠的药物之一，可分为苯二氮䓬类药物（Benzodiazepine Drugs，BZDs）与非苯二氮䓬类药物（Nonbenzodiazepine Drugs，NBZDs）。

临床上常见的治疗失眠的苯二氮䓬类药物有阿普唑仑、劳拉西泮等，主要适用于入睡困难和睡眠维持障碍患者，尤其适用于伴有焦虑症的失眠患者。苯二氮䓬类药物通过非选择性结合苯二氮受体，增加γ-氨基丁酸受体亲和力，促进氯离子内流，导致苯二氮受体所在神经元出现超极化，起到镇静催眠、抗焦虑和使肌肉松弛等药理作用。苯二氮䓬类药物可以缩短睡眠潜伏期，减少夜间觉醒，增加总睡眠时间，但可能会导致日间思睡、头晕、乏力和认知功能减退，长期使用可能形成心理和躯体依赖等副作用，应慎重使用。

非苯二氮䓬类药物通过选择性结合苯二氮受体，抑制睡眠中枢，产生镇静催眠作用。临床上常见的非苯二氮䓬类药物有唑吡坦、佐匹克隆等。总体来说，非苯二氮䓬类药物对改善入睡困难效果良好，对睡眠维持障碍亦有改善作用，但对睡眠维持作用不大。服用非苯二氮䓬类药物会出现头晕、幻觉、与剂量相关的记忆障碍等不良反应，运动员使用尤其须慎重。

二、褪黑素及褪黑素受体激动剂

褪黑素（Melatonin，MT），化学名称为 N- 乙酰基 -5 甲氧基色胺，由于这种激素能够使青蛙皮肤中黑素细胞内的黑色素颗粒聚集并逆转黑素细胞刺激素的暗沉作用，故被命名为褪黑素。褪黑素作为重要的生理性睡眠调节因子，其昼夜节律的变化与睡眠节律密切相关。约 80% 的褪黑素是在夜间生成的，血清浓度变化范围为 80~120pg/mL，并于凌晨（2:00—4:00）达到浓度峰值，然而白天中血清浓度很低（10~20pg/mL）。研究发现，外源性褪黑素可能对缩短睡眠潜伏期、增加总睡眠时间有效。褪黑素在我国被允许作为保健食品原料使用，保健功能限定为改善睡眠，每日推荐用量为 1~3mg。因此，褪黑素在运动员群体中得到广泛的推广和使用。

褪黑素受体激动剂通过激动褪黑素受体（MT1/MT2）发挥镇静催眠作用。阿戈美拉汀是一种褪黑素受体激动剂，具有激动褪黑素受体（MT1/MT2）和 5-HT2C 受体拮抗的双重机制。研究发现，阿戈美拉汀可改善睡眠维持障碍，增加深睡眠和总睡眠时间、减少入睡后觉醒时间、提高睡眠效率。该药物对患者可能造成肝功能损害，服用期间需监测肝功能，肝功能损害者禁止使用。

总体来看，褪黑素及褪黑素受体激动剂对不同原因引起的睡眠疾病均有一定的调节作用，尤其是对睡眠节律障碍的改善，包括睡眠相位滞后障碍和时差反常、倒班作业引起的睡眠疾病。尽管这些药物的促眠作用比苯二氮受体激动剂药物弱，但由于其不影响学习、记忆和精细运动功能，并且成瘾性弱，可能更适用于失眠症的长期治疗。

三、作用于组胺系统的睡眠调节药物

组胺 H1 受体阻断剂，如苯海拉明和多西拉敏，具有明显的中枢镇静催眠作用，这些药物可以缩短入睡潜伏期，减少睡眠中觉醒次数。近几年，具有抗组胺作用的抗精神疾病药物也逐渐应用于睡眠障碍的治疗，如多塞平、米氮平、曲唑酮和喹硫平等，小剂量服用该类药物可产生与阻断 H1 受体有关的镇静催眠作用。抗组胺剂被广泛应用于一些抗过敏药物中，如苯海拉明及同类药物。它们可以阻止组胺的分泌，减少鼻塞，帮助呼吸变得顺畅。身体在面对一些被称为过敏原的异物时会分泌组胺这种化学物质。但是抗组胺剂有种不良反应，它们会减弱组胺在睡眠调节中的提神效果，导致昏睡。对于失眠者来说，抗过敏药物的这种偶然效果恰恰成为服用这种药物的主要原因，但不建议经常使用。

四、非典型抗精神病药

非典型抗精神病药用于失眠治疗的主要有喹硫平和奥氮平，小剂量有镇静作用，可改善睡眠。其常用于有合并情绪障碍、精神疾病的失眠患者，或在其他药物改善睡眠效果都不满意时选用。

五、食欲素受体拮抗剂

食欲素是一种由下丘脑外侧区释放的调节睡眠—觉醒周期和维持觉醒的神经肽。食欲素受体拮抗剂通过阻断食欲素受体促进睡眠，是目前新一代诱导睡眠和治疗失眠的药物。食欲素受体拮抗剂具有良好的安全性和耐受性，日间残留效应弱，对呼吸功能和认知功能影响小，但需注意该药禁用于发作性睡病患者。

六、服用药物需要考虑的几个问题

（一）使用效果

除了一个简单而重要的问题，即某种药物能否让你产生足够的睡意以外，一个更复杂的问题则是药物在生效和持续时间方面的作用方式。有些药物在 10 分钟内就能产生效果，有些则需要 1 小时或更久。有些药物很快就会失效（1~5 小时），有些则可能持续更长时间（6~8 小时或更久）。药物的半衰期（一半药物排出体外所需要的时间）可以帮助患者估计其持续期。药物的效果应同患者的睡眠问题相适应，起效快的药物适合入睡有困难的患者，而对于难以保持睡眠的患者来说，效用持续时间长的药物则更适合。

（二）对睡眠质量的影响

从有利方面来看，治疗睡眠问题的药物可以减少入睡所需的时间以及夜里醒来的次数，还可以延长睡眠时间。从不利的方面来看，药物会改变睡眠结构。常见的情况是，药物会增加睡眠 I 期和睡眠 II 期的时间，减少深度睡眠和快速眼动睡眠阶段的时间。只要总睡眠时间增加所产生的积极影响，大于深度睡眠减少所产生的消极影响，就会使人感觉良好。在实践中，这取决于患者具体的睡眠问题以及对药物的反应。

（三）耐药性

随着使用时间的增加，有些药物的作用会减弱，需要加大服用量，才能获得之前的效果。这种现象被称为耐药性，常见于作用于中枢神经系统的药物。当产生耐药性之后，服用者需要增加服用量，才能获得同样的效果。根据个体及药物的不同，耐药性的产生时间可能从一两个星期到几个月不等。在一些情况下，即使增大服用量也没有任何效果。

（四）依赖性

患者有时坚信，没有药物帮助，自己晚上绝对睡不好。这种不愿意停止用药的强烈意愿被称为依赖性，这会让患者陷入一种恶性循环中。如果某天晚上没有服用药物，患者会出现反弹性失眠，睡眠质量很差。第二天他们会感到非常疲惫，就会重新开始服药，以便好好睡上一晚。没有服药之后出现的糟糕睡眠，加强了他们离开药物就不能睡好的想法。各种药物产生的依赖性的可能性各不相同，但这种依赖性是心理性的。

（五）安全性

治疗睡眠问题的药物所产生的镇定作用，会在药效有效期内缩短反应时间，降低协调性，损害判断能力，从而导致服药者在驾驶、操作机器以及做决定方面出现问题。为了避免这种风险，留出足够的时间获得充足睡眠，并让药物的作用慢慢减退非常重要。若干研究显示，安眠药可能会增加老年人摔跤的风险，而老年人本身就是摔跤的高危人群。另外两个大规模的人群研究发现，在安眠药使用和较高的死亡率之间存在关联性（虽然是安眠药导致了较高死亡率，还是身体不好的人更容易使用安眠药，这一点仍不明了）。而对于运动员群体来讲，其还面临误服兴奋剂的潜在风险，因此，通过服用药物来改善睡眠，应该更加慎重。

（六）不良反应

服用治疗睡眠问题的药物可能会产生不良反应。常见的就是醒来时昏昏沉沉，这种症状也被称为"睡醉"，这是由于药物在体内的停留时间超过了起床时间。其他一些常见的不良反应包括头晕眼花、口干、胃部不适。最后，治疗睡眠问题的药物中的有效成分可能会消解或加强其他药物的效用，所以在服用之前，告知医生你在使用的其他处方药或非处方药，包括抗过敏药等，这非常重要。

本章小结

　　本章结合北京市体育科学研究所近年来在运动员睡眠干预方面开展的相关工作，从运动员睡眠卫生教育、改善运动员睡眠的物理干预手段、利用芳香疗法改善运动员睡眠、运动员睡眠营养策略以及失眠的药物治疗等方面，对常见的运动员睡眠干预手段进行介绍，并结合部分干预手段的实践应用效果进行分析，以期为教练员、科研人员及运动队相关人员对运动员进行睡眠干预提供借鉴和参考。

参考资料

[1] 赵国明，刘勇，裴怡然，等. 睡眠卫生教育改善格斗对抗性项目运动员睡眠质量研究 [R]. 北京：北京市体育科学研究所，2023.

[2] 王泽文，王润极，李海鹏，等. 超低温冷冻治疗在运动实践中应用的研究进展 [J]. 中国体育科技，2022, 58(11): 76-84.

[3] 赵之光，陈媛. 超低温全身冷冻治疗促恢复技术对疲劳相关指标的影响 [J]. 中国运动医学杂志，2017, 36(9):800-804.

[4] 赵之光，周晓东，赵凡，等. 超低温冷疗对改善运动员大强度训练期间睡眠质量的影响 [R]. 北京：北京市体育科学研究所，2021.

[5] 刘运洲，张忠秋. 重复经颅磁刺激（rTMS）提高睡眠质量的研究 [J]. 体育科学，2011, 31(11): 71-76.

[6] 沈秀梅，王志广. 低频重复经颅磁刺激对原发性失眠症的疗效研究 [J]. 西南军医，2018, 20(01): 28-32.

[7] 程方，席春华. 神经调控技术治疗失眠的研究进展 [J]. 中国实用神经疾病杂志，2022, 25(05): 643-646.

[8] 潘丹，郎伯旭，金灵青. 针刺配合经颅神经电刺激治疗原发性失眠症疗效观察 [J]. 上海针灸杂志，2014, 33(07): 621-623.

[9] 乔淇淇，王新，康灵，等. 经颅直流电刺激技术对运动表现影响的国外研究进展 [J]. 体育科学，2020,40(6):83-95.

[10] 周鹏，魏晋文，孙畅，等. 经颅直流电刺激调控大脑认知功能的研究进展 [J]. 中国生物医学工程学报，2018, 37(2):208-214.

[11] 丁世聪，丁世勇，甄新喜. 运动感知觉对排球发球技术教学影响的研究 [J]. 广州体育学院学报，2007, 27(4):116-118.

[12] 唐文静，李丹阳，胡惠莉，等. 经颅直流电刺激干预运动表现：效果及应用策略 [J]. 体育科学，2020, 40(8):74-87.

[13] 吴成凯，宋丹丹，郑燕，等 . 经颅直流电刺激技术在增强健康个体认知功能中的应用及其影响因素 [J]. 心理科学 , 2019, 42(4): 963-970.

[14] 郭峰，鲁盼盼 . 经颅直流电刺激技术作用机制及其在运动科学中的应用进展 [J]. 中国康复医学杂志 , 2020, 35(7): 891-895.

[15] 刘阳，黄丽平，袁新，等 . 高压氧治疗在睡眠障碍中的应用 [J]. 国际精神病学杂志 , 2020, 47(05): 894-896.

[16] 吴砚秋 . 睡眠问题高压氧的综合治疗与护理 [J]. 中国现代药物应用 , 2008, 1: 115-116.

[17] 谢元攀 . 吸氧干预对女子拳击运动员睡眠质量的影响 [D]. 北京：首都体育学院，2016.

[18] 徐建武，周帆扬，刘颖，等 . 便携式氧舱疗法新技术对改善优秀运动员运动性失眠的应用研究 [R]. 北京：北京市体育科学研究所，2015.

[19] 张鑫，夏仲，俞彤 . 失眠的物理治疗及研究进展 [J]. 国际精神病学杂志 , 2021, 48(1):17-18.

[20] 董强利，欧阳萱，谌红献，等 . 失眠物理治疗的研究进展 [J]. 精神医学杂志 , 2022, 35(6):653-656.

[21] 樊云彩，刘勇，赵凡，等 . 利用芳香疗法对优秀运动员睡眠障碍干预效果研究 [R]. 北京：北京市体育科学研究所，2019.

[22] 沈阳阳，周俊英 . 失眠药物治疗及进展 [J]. 中国临床医生杂志 , 2023, 51(12): 1394-1397.

[23] 中国睡眠研究会 . 中国失眠症诊断和治疗指南 [J]. 中华医学杂志 , 2017, 97(24): 1844-1856.

[24] 邵明坤，刘蓉，孙品，等 . 褪黑素人体网络机制及其临床应用 [J]. 中国临床药理学与治疗学 , 2022, 27(09): 1031-1040.

[25] MATHIEU N, SHONA H, SAID A, et al. Sleep hygiene and recovery strategies in elite soccer players [J]. Sports Med, 2015, 45: 1547-1559.

[26] JOHNPAUL C, TANNATH J, SHONA L, et al. The influence of sleep hygiene education on sleep in professional rugby league athletes [J]. Sleep Health, 2018, 4: 364-368.

[27] MELANIE K, ARNE N, SABINE A E G, et al. Self-reported sleep quantity, quality and sleep hygiene in elite athletes [J]. Journal of Sleep Research, 2017, 3: 1-9.

[28] SHANNON O, MATTHEW W. Sleep-hygiene education improves sleep indices in elite female athletes [J]. Int J Exerc Sci, 2017, 10(4): 522-530.

[29] FOWLER P M, DUFFIELD R, MORROWET I, et al. Effects of sleep hygiene and artificial bright light interventions on recovery from simulated international air travel [J]. Eur J Appl Physiol, 2015, 115: 541-553.

[30] KENNETH C V, ROBERTS O, SUSAN R, et al. Sleep hygiene for optimizing recovery in athletes: review and recommendations [J]. Int J Sports Med, 2019,

40: 535-543.

[31] LOMBARDI G, ZIEMANN E, BANFI G. Whole-body cryotherapyin athletes: From therapy to simulation. An updated review of the literature [J]. Frontiers in Physiology, 2017, 8: 1-16.

[32] LOUIS J, SCHAAL K, BIEUZEN F, et al. Head exposure to cold during whole-body cryostimulation: Influence on thermal response and autonomic modulation [J]. PLoS One, 2015, 4: 1-18.

[33] BOUZIGON R, GRAPPE F, RAVIER G, et al. Whole-and partial-body cryostimulation/ cryotherapy: Current technologies and practical applications [J]. J Therm Biol, 2016, 61: 67-81.

[34] BOUZIGON R, RAVIER G, DUGUE B, et al. The use of whole-body cryostimulation to improve the quality of sleep in athletes during high level standard competitions [J]. Br J Sports Med, 2014, 48(7): 572.

[35] SCHAAL K, MEUR Y, LOUIS J, et al. Whole-body cryo-stimulation limits overreaching in elite synchronized swimmers [J]. Med Sci Sports Exerc, 2015, 47(7):1416-1425.

[36] DOUZI W, DUPUY O, TANNEAU M, et al. 3-min whole body cryotherapy/ cryostimulation after training in the evening improves sleep quality in physically active men [J]. Eur J Sport Sci, 2019, 19(6):860-867.

[37] LAUTENBACHER S, KUNDERMANN B, KRIEG J C. Sleep deprivation and pain perception [J]. Sleep Med Rev, 2006, 10(5):357-369.

[38] SUN N, HE Y, WANG Z, et al. The effect of repetitive transcranial magnetic stimulation for insomnia: a systematic review and meta-analysis [J]. Sleep Med, 2021, 77: 226-237.

[39] ANTCZAK J M, POLESZCZYK A, WICHNIAK A, et al. The influence of the repetitive transcranial magnetic stimulation on sleep quality in depression [J]. Psychiatr Pol, 2017, 51(5): 845-857.

[40] JIANG C G, ZHANG T, YUE F G, et al. Efficacy of repetitive transcranial magnetic stimulation in the treatment of patients with chronic primary insomnia [J]. Cell Biochem Biophys, 2013, 67(1): 169-173.

[41] WANG H X, WANG L, ZHANG W R, et al. Effect of transcranial alternating current stimulation for the treatment of chronic insomnia: a randomized, double-blind, parallel-group, placebo-controlled clinical trial [J]. Psychother Psychosom, 2020, 89(1): 38-47.

[42] SAEBIPOUR M R, JOGHATAEI M T, YOONESSI A, et al. Slow oscillating transcranial direct current stimulation during sleep has a sleep-stabilizing effect

in chronic insomnia: a pilot study [J]. J Sleep Res, 2015, 24(5): 518-525.

[43] GOERIGK S A, PADBERG F, CHEKROUD A, et al. Parsing the antidepressant effects of non-invasive brain stimulation and pharmacotherapy: A symptom clustering approach on ELECT-TDCS [J]. Brain Stimul, 2021, 14(4): 906-912.

[44] ZHOU Q, YU C, YU H, et al. The effects of repeated transcranial direct current stimulation on sleep quality and depression symptoms in patients with major depression and insomnia [J]. Sleep Med, 2020, 70: 17-26.

[45] HARVEY M P, LORRAIN D, MARTEL M, et al. Can we improve pain and sleep in elderly individuals with transcranial direct current stimulation?-Results from a randomized controlled pilot study [J]. Clin Interv Aging, 2017, 12: 937-947.

[46] ROIZENBLATT S, FREGNI F, GIMENEZ R, et al. Site-specific effects of transcranial direct current stimulation on sleep and pain in fibromyalgia: a randomized, sham-controlled study [J]. Pain Pract, 2007, 7(4): 297-306.

[47] OKANO A H, FONTES E B, MONTENEGRO R A, et al. Brain stimulation modulates the autonomic nervous system, rating of perceived exertion and performance during maximal exercise[J]. Brit J Sports Med, 2015, 49(18):1213-1218.

[48] VITOR-COAST M, OKUNO N M, BORTOLOTTI H, et al. Improving cycling performance: Transcranial direct current stimulation increases time to exhaustion in cycling [J]. PLoS One, 2015, 12: 1-15.

[49] SUCHOMEL T J, NIMPHIUS S, BELLON C R, et al. The importance of muscular strength: Training considerations [J]. Sports Med, 2018, 48(4):765-785.

[50] FRAZER A, WILLIAMS J, SPITTLES M, et al. Anodal transcranial direct current stimulation of the motor cortex increases cortical voluntary activation and neural plasticity [J]. Muscle Nerve, 2016, 54(5):903-913.

[51] EHSANI F, BAKHTIARY A H, JABERZADE S, et al. Differential effects of primary motor cortex and cerebellar transcranial direct current stimulation on motor learning in healthy individuals: A randomized double-blind sham-controlled study [J]. Neurosci Res, 2016, 112:10-19.

[52] BORDUCCHI D M M, SILVEIRA G J, HENRIQUE A, et al. Transcranial direct current stimulation effects on athletes' cognitive performance: An exploratory proof of concept trial [J]. Front Psychiatry, 2016, 7:183.

[53] KAMINSKI E, STEELE C J, HOFF M, et al. Transcranial direct current stimulation (tDCS) over primary motor cortex leg area promotes dynamic balance task performance [J]. Clin Neurophysiol, 2016, 127(6): 2455-2462.

[54] YOSEPHI M H, EHSANI F, ZOGHI M, et al. Multi-session anodal tDCS enhances the effects of postural training on balance and postural stability in older adults with high fall risk: primary motor cortex versus cerebellar stimulation [J]. Brain Stimul, 2018, 11(6):1239-1250.

[55] AFAGHI A, O'CONNOR H, CHOW C M. High-glycemic-index carbohydrate meals shorten sleep onset [J]. Am J Clin Nutr, 2007, 85(2): 426-430.

[56] GUEST N S, VANDUSSELDORP T A, NELSON M T, et al. International society of sports nutrition position stand: caffeine and exercise performance [J]. J Int Soc Sports Nutr, 2021, 18(1): 1.

[57] DUBOVSKY S L, MARSHALL D. Benzodiazepines remain important therapeutic options in psychiatric practice [J]. Psychother Psychosom, 2022, 91(5): 307-334.

[58] RUDOLPH U, CRESTANI F, BENKE D, et al. Benzodiazepine actions mediated by specific gamma-aminobutyric acid(A) receptor subtypes [J]. Nature, 1999, 401(6755): 796-800.

[59] RUDOLPH U, KNOFLACH F. Beyond classical benzodiazepines: novel therapeutic potential of GABAA receptor subtypes [J]. Nat Rev Drug Discov, 2011, 10(9): 685-697.

[60] QASEEM A, KANSAGARA D, FORCIEA M A, et al. Management of chronic insomnia disorder in adults: A clinical practice guideline from the american college of physicians [J]. Ann Intern Med, 2016, 165(2): 125-133.

[61] EDINOFF A N, NIX C A, HOLLIER J, et al. Benzodiazepines: Uses, dangers, and clinical considerations [J]. Neurol Int, 2021, 13(4): 594-607.

[62] ZISAPEL N. Circadian rhythm sleep disorders: pathophysiology and potential approaches to management [J]. CNS Drugs, 2001, 15(4): 311-328.

[63] QUERA-SALVA M A, LEMOINE P, GUILLEMINAULT C. Impact of the novel antidepressant agomelatine on disturbed sleepwake cycles in depressed patients [J]. Hum Psychopharmacol, 2010, 25(3): 222-229.

[64] MI W F, TABARAK S, WANG L, et al. Effects of agomelatine and mirtazapine on sleep disturbances in major depressive disorder: evidence from polysomnographic and resting-state functional connectivity analyses [J]. Sleep, 2020, 43(11): zsaa239.

[65] LOU B X, OKS M. Insomnia: Pharmacologic Treatment [J]. Clinics in geriatric medicine, 2021, 37(3): 401-415.